1日の「疲れ」、
「ゆがみ」が
勝手に解消
する

寝る整体

田中 宏

アスコム

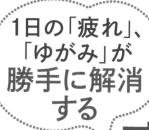

序章

タオルを丸めた整体枕で朝まで寝るだけ！

8万人が実感！

眠りが深くなって、朝までぐっすりです

朝起きたときの首や肩のこわばりがなくなった！

股関節のズレから始まった腰痛が改善。羽が生えたように体が軽くなった！

姿勢がよくなると同時に、頭痛や肩こりが改善しました

人体を守るクッション

首のカーブがよみがえって、すべて解決！

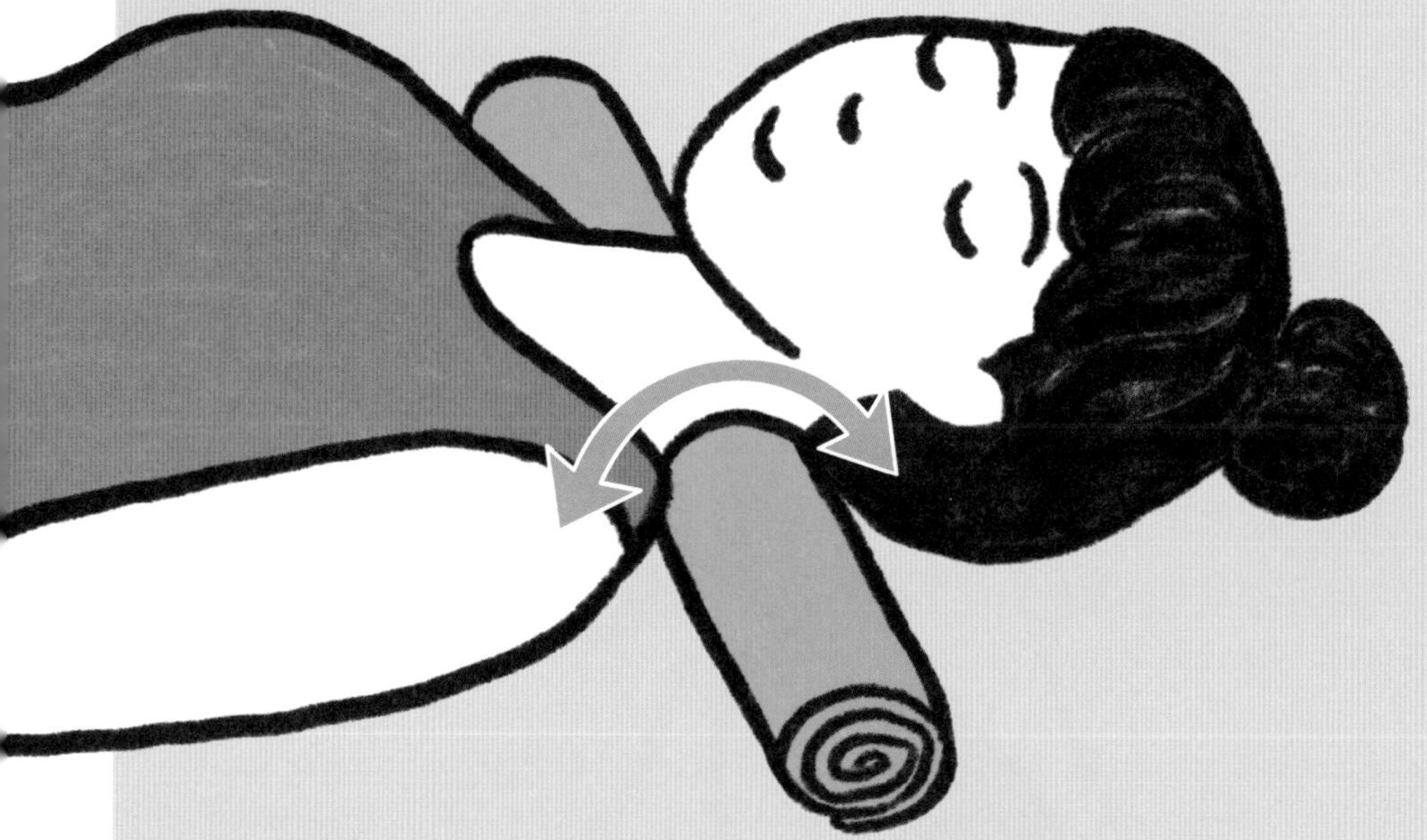

首は頭の重みから体を守っています

全身にゆがみ・不調をまねくストレートネック

人体のなかでも、最も重量のあるパーツといえるのが、頭部です。成人の場合、体重のおよそ10％を頭部が占めるといわれていますから、体重が50kgの人の場合は5kg、60kgなら6kgという重さ。

つまり、ボウリング玉と同じ重量があるパーツが、体の最上部にずっしりと乗っているというわけです。

私たちが、この重みをさほど意識することなく、日々活動することができているのは、骨格が常時、バランスをとってくれているため。そし

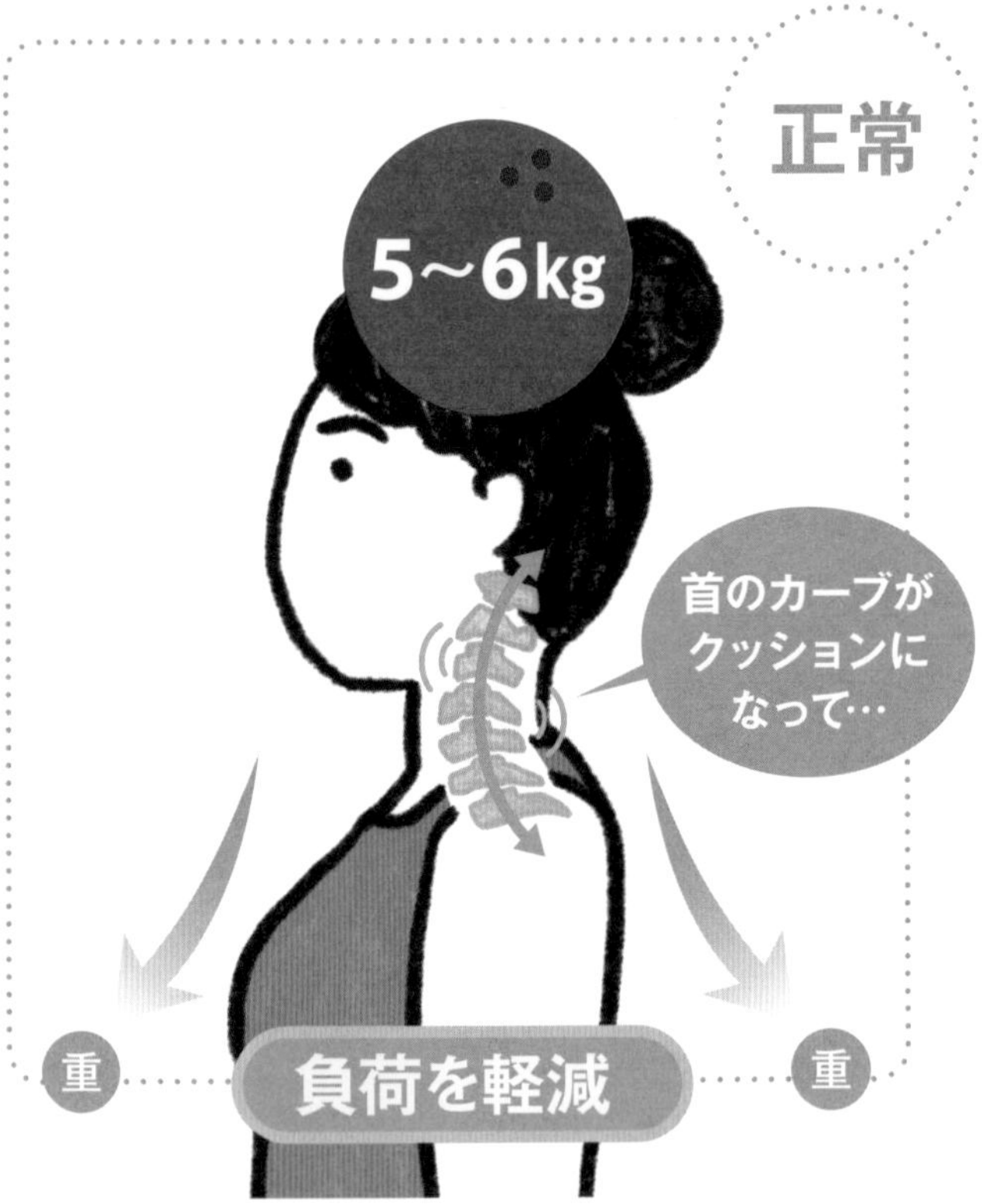
正常
5〜6kg
首のカーブがクッションになって…
重
重
負荷を軽減

て、運動やバランスのくずれによる頭の傾きを短期的にサポートしてくれているのが、頭の重みを軽減する働きをしている首の骨「頸椎《けいつい》」です。

右図のように、首の骨は7つの頸椎がなだらかなカーブを描きながら連なっています。**このカーブが車のサスペンションのようにしなりながら頭の重みをうまく分散させ、体にかかる負荷を軽減しているのです**。

ところが昨今は、この重要な緩衝装置であるカーブを失った「ストレートネック」の人が非常に増加しています。**私の目から見ると、成人の約8割はストレートネックに該当します**。

下図のように、カーブが失われたストレートネックでは、頭の重みが分散・軽減されません。そのまま、上半身、下半身の骨格や筋肉へ大きな負荷がかかるようになります。

その負荷が常態化すれば、さまざまな支障が体にあらわれるようになってしまうのです。

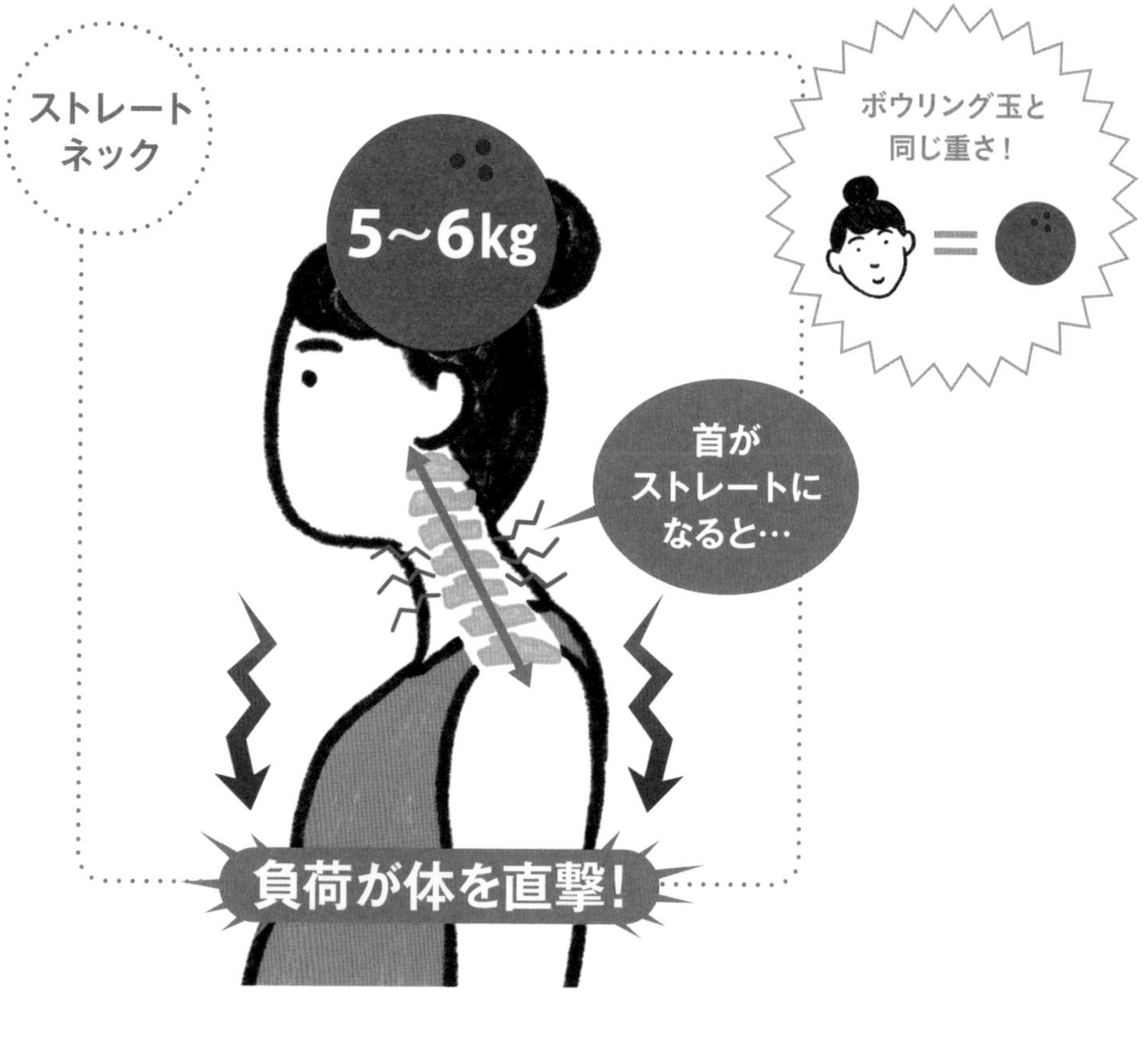

首のカーブ《衝撃吸収装置》が失われると…頭の重みが全身の関節に痛みをまねきます

「スマホ首」は現代病!?
スマホの見すぎがゆがみの原因

首のカーブを失う「ストレートネック」は、なぜ現代人に急増しているのでしょうか?

理由としてまずあげられるのが、スマートフォン。**スマホやパソコンなどの端末を見下ろす「うつむき姿勢」をとると、頸椎が伸び、首のカーブが失われます**。首が前傾すれば、5～6kgの重さがある頭を首や肩の筋肉だけで支えることになります。その姿勢が長時間、頻繁に行われることで、首が倒れた状態に〝くせづけ〟されてしまうのです。そのため、ストレートネックは別名「スマホ首」ともいわれています。

ストレートネックは、首や肩のこり、疲労、痛みをまねき、ひどい場合は頭痛やめまい、頸椎ヘルニアに移行することも少なくありません。

さらに、首が前傾すると頭の重みが前へと移動するため、体は自然とバランスをとろうとして背骨を丸めて腰を反《そ》らせ、おなかを前へ張り出します。すると必然的に骨盤も傾くため、今度は下半身の関節…つまり、ひざでバランスをとり始めるのです。

これが常態化することで、腰や背中、股関節やひざ回りの関節や筋肉に支障が次々と現れるようになります。実際に、腰痛や股関節痛、ひざ痛を訴える人は、ストレートネックであることがほとんどです。

人体は首や背骨、骨盤を中心とした骨格が絶妙なバランスをとることで、健康的な姿勢を保っています。そのため、たった1カ所でも不具合が生じると、その影響がドミノ倒しのように、骨格全体に悪影響を生じさせてしまうのです。

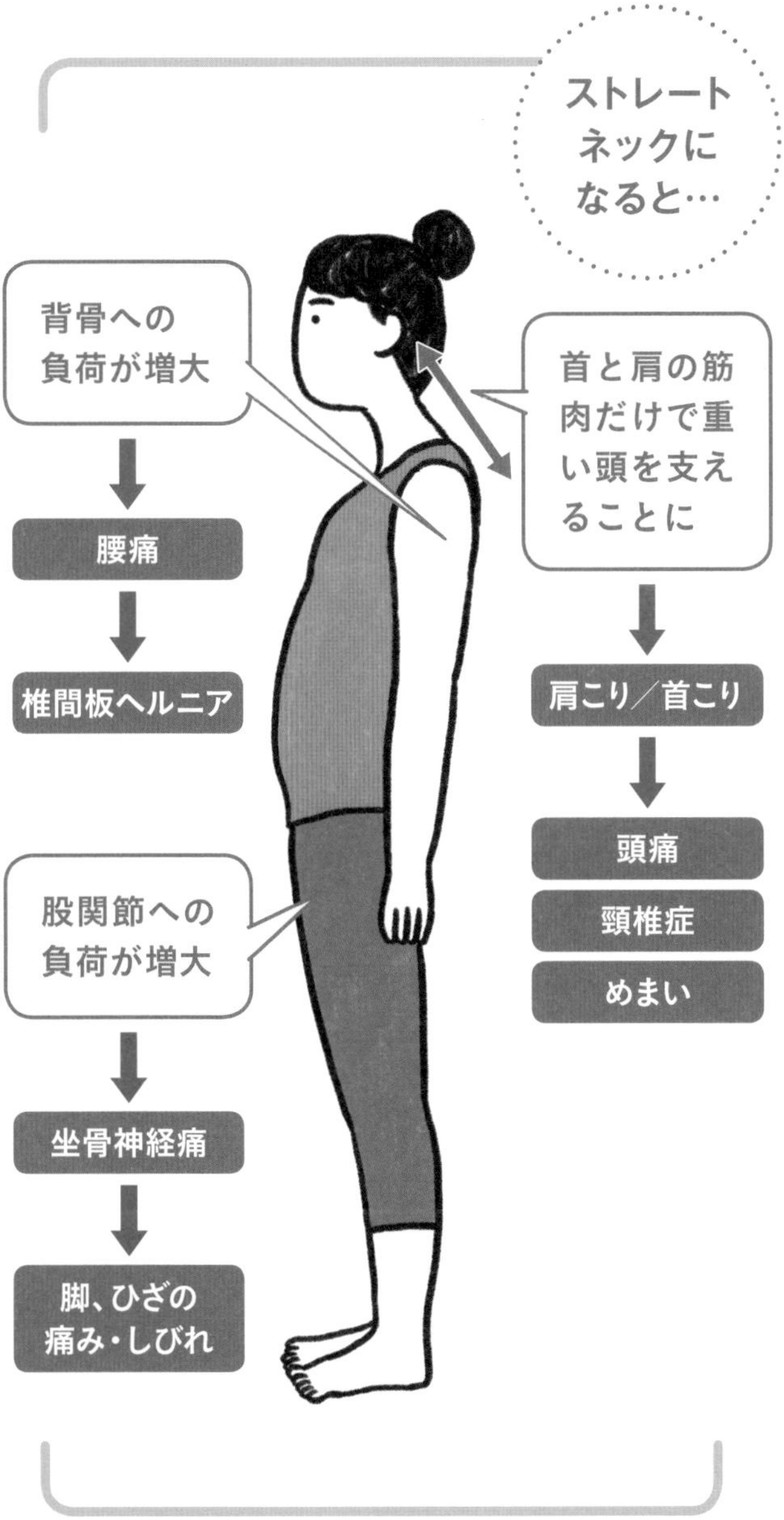

ストレートネックになると…
背骨への負荷が増大
腰痛
椎間板ヘルニア
股関節への負荷が増大
坐骨神経痛
脚、ひざの痛み・しびれ
首と肩の筋肉だけで重い頭を支えることに
肩こり／首こり
頭痛
頸椎症
めまい

寝る姿勢を変えるだけで首のカーブは取り戻せます

寝ている時間＝整体タイムに！

肩こり、首こり、腰痛や頭痛…ストレートネックから派生した不調を抱えた人たちが、日々、私のところへ途切れることなく訪れています。

そんな痛みや不調を抱える人たち全員に、私がもれなく指導しているのが、自宅で、自分でできる「寝る整体」です。

首の下へ丸めたタオルを当ててあお向けに寝る

⬅

重力で自然と下垂する頸椎に対して丸めたタオルを就寝中に当て続けることで、本来の正常なカーブを首に〝しつけなおす〟！

そんな実にシンプルな整体方法で、これまで数多くの人たちの不調が改善されてきました。

整骨院で体を調整してよくなっても、遠距離だったり多忙だったりで次の来院までにまたストレートネックになってしまう…そんな患者さんたちのために私が開発した、自宅で自分でできる整体法です。

自分でできるうえ、お金も一切かからない。寝る時間を整体に当てるだけだから、時間をロスすることもない。そんな手軽さゆえに、日常生活のなかで続けることがとても簡単。
体を動かしたり、刺激を与えるものではなく、寝方を工夫するだけなので、負担も軽く、痛みもありません。安全に行えるのも、大きなメリットです。

しかも、就寝している6～8時間の間じゅう、マイルドな整体を施し続けていることになるため、寝ているうちに骨格が勝手に修復されていく。そして、痛みや不調のない体になれるのが、「寝る整体」なのです。

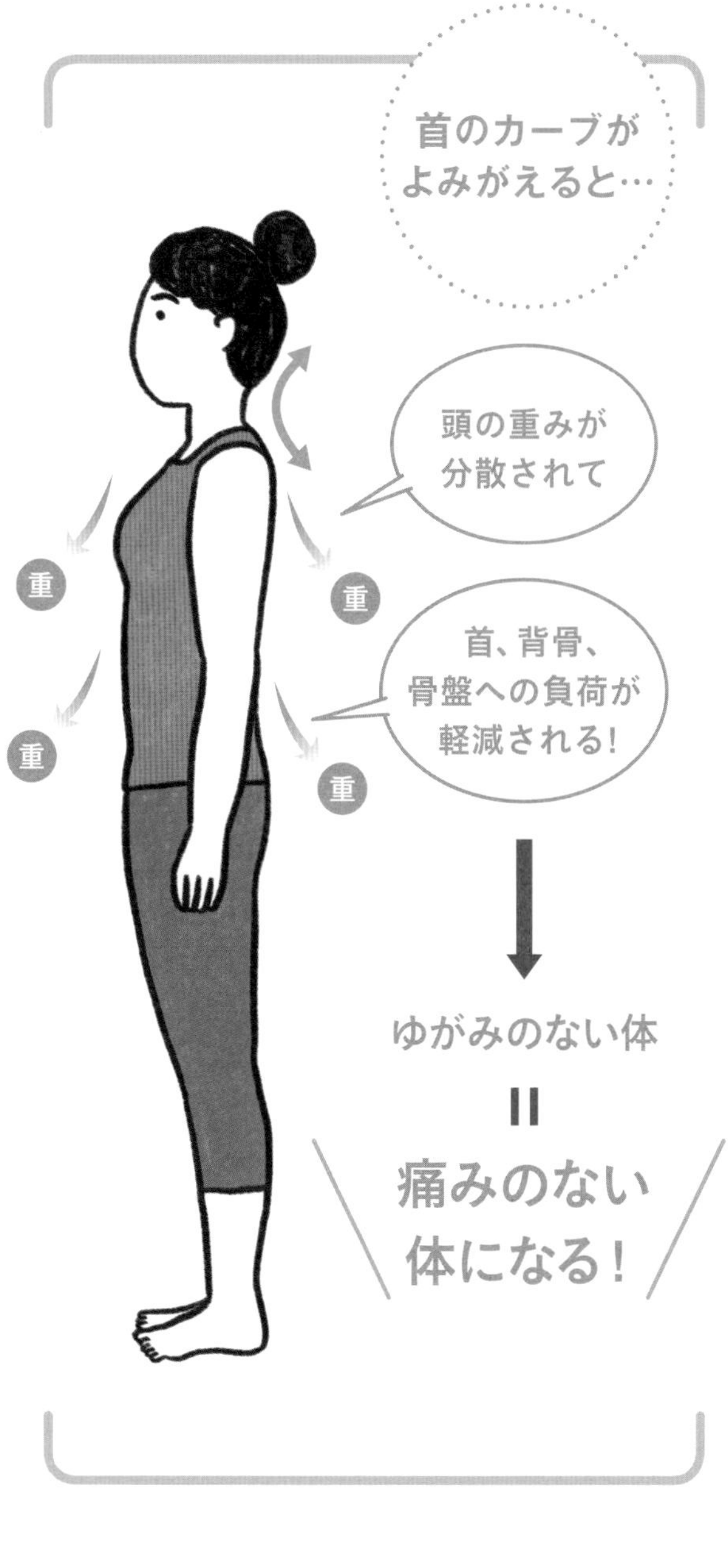
首のカーブがよみがえると…
頭の重みが分散されて
重
重
重
重
首、背骨、骨盤への負荷が軽減される！
ゆがみのない体
＝
痛みのない体になる！

寝るだけで腰痛が治った！

腰痛の8割以上が「原因不明」で治りにくい

腰痛の患者数は国内で3000万人以上存在しており、まさしく、国民病ともいえる疾患です。

しかも、医師の診療や画像検査では原因が特定できないことが多く、全患者のうち、約85%は「原因不明」といわれています。そのため、適切な治療ができないまま長期化したり、繰り返したりすることに悩む人が少なくありません。なかには「何をやってもよくならないから」と、治療をあきらめて、痛みを我慢し続けている人も大勢います。

「手術かブロック注射」と言われたヘルニアも改善

田村ゆりさん（仮名・50代女性）も、まさしくその一人でした。腰の痛みを抱えながらも、日々の忙しさから長年我慢し続けてきたといいます。

「最近になって、動けなくなるほどの痛みになって…病院では『手術をするか、痛み止めのブロック注射をするかの2択』と言われて悩んでいました。そんなときに知人から田中先生を紹介してもらいました」

田村さんは腰部椎間板ヘルニアがあり、長年放っておいたためにかなりこじらせていた

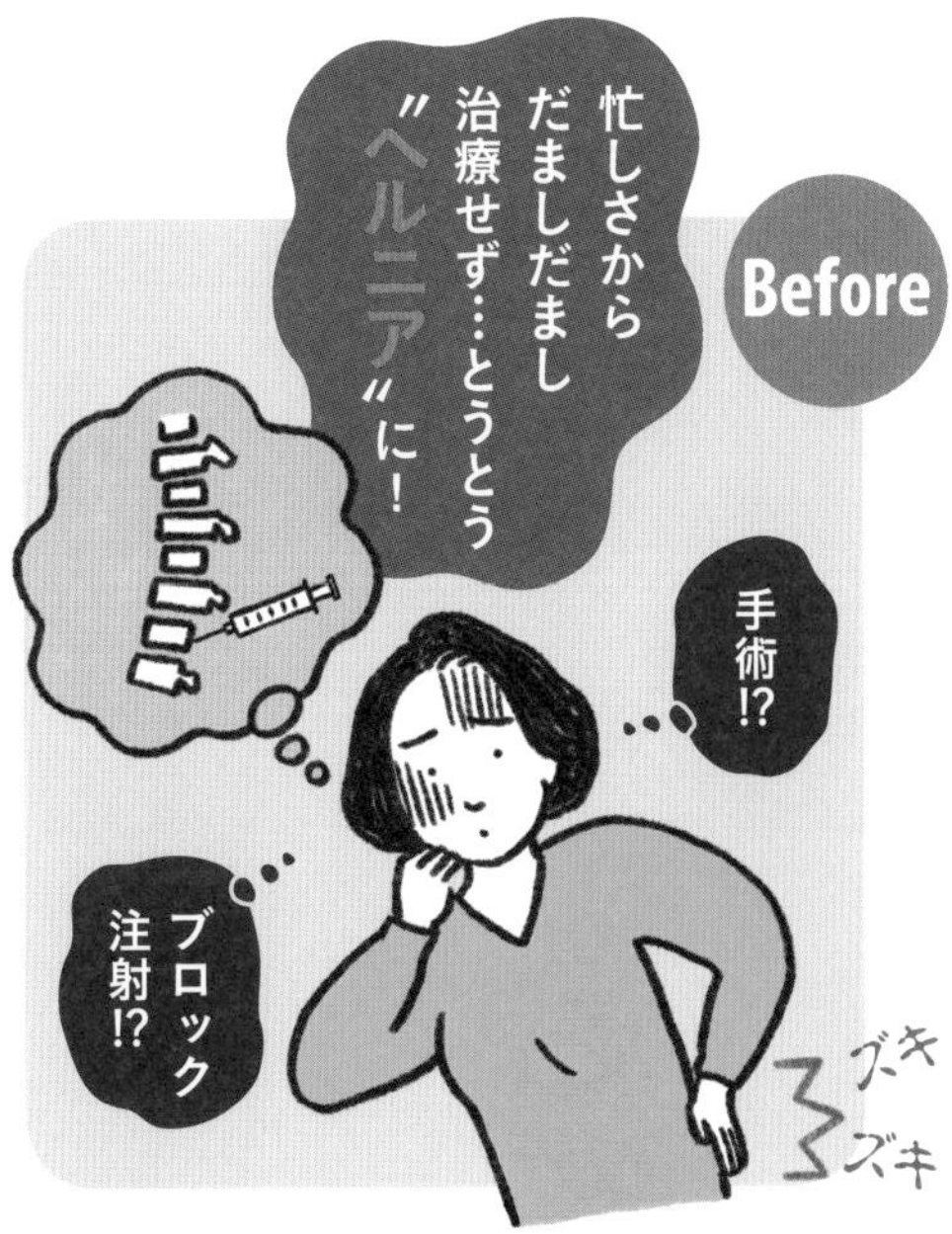
Before
忙しさから
だましだまし
治療せず…とうとう
〝ヘルニア〟に！
手術!?
ブロック注射!?
ズキ
ズキ

ので、数回の施術が必要でした。しかし多忙から頻繁には通えないということだったため、「寝る整体」を指導したのです。

「首の痛みも併発していたので、普通の枕だと高さが合わなくて困っていました。でも、タオルなら自分で調整ができます。毎日、状態に合わせて調整しながら、続けました。**腰や首の痛みが徐々に軽減して、就寝中に痛みで起きてしまうこともなくなり…横で寝ている夫からも『寝息がラクそうになったよ』と言ってもらえました！」**

「寝る整体」は骨格の調整を行うと同時に、胸を開き、気道を正常な位置に整える効果もあるため、呼吸が深くなるメリットもあるのです。

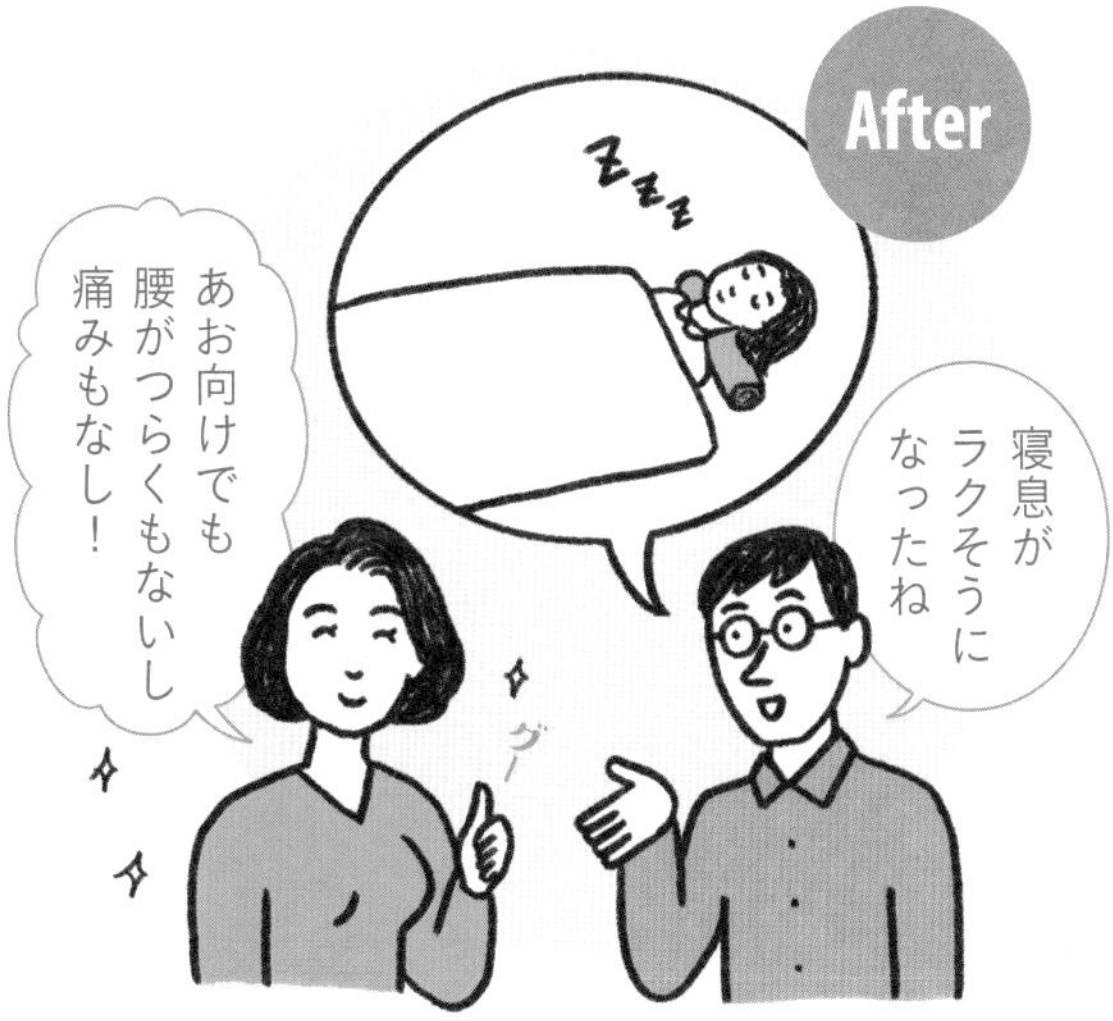
After
ZZZ
寝息がラクそうになったね
あお向けでも腰がつらくもないし痛みもなし！
グー

寝るだけで頭痛&肩こりが治った!

肩こり、頭痛は筋肉のSOS

慢性的な頭痛に悩む人は多く、そうした人たちに、必ずと言ってよいほど併発しているのが、肩こりや首こりです。

ストレートネックで重心が前へずれると、5〜6kgもある頭の重みを首や肩の筋肉だけで支えることになります。そのまま首・肩回りの筋肉の緊張が続き、つらいこりをまねいてしまうのです。

そこから首や肩周辺の血流が悪くなったり、周囲の神経を締め上げたりすることで、頭痛を併発するのも、非常に多いケースです。

こうした、筋肉の緊張からくる頭痛は「緊張性頭痛」と呼ばれ、頭痛患者の大半がこれに該当するといわれています。

長年、手放せなかった鎮痛剤もすみやかに卒業!

丸山真理子さん(仮名・70代女性)の症状も、まさにこの典型でした。肩こりと頭痛に長年悩まされ、「3日と空けず、鎮痛剤を飲んでいて、このまま生涯、薬を飲み続けるのか…と不安でした」。

丸山さんには重度のストレートネックが見られ、肩こりと頭痛のほか、股関節の痛みも訴えていました。これもまた、重心のずれからくる骨格のゆがみによるもの。首のカーブ

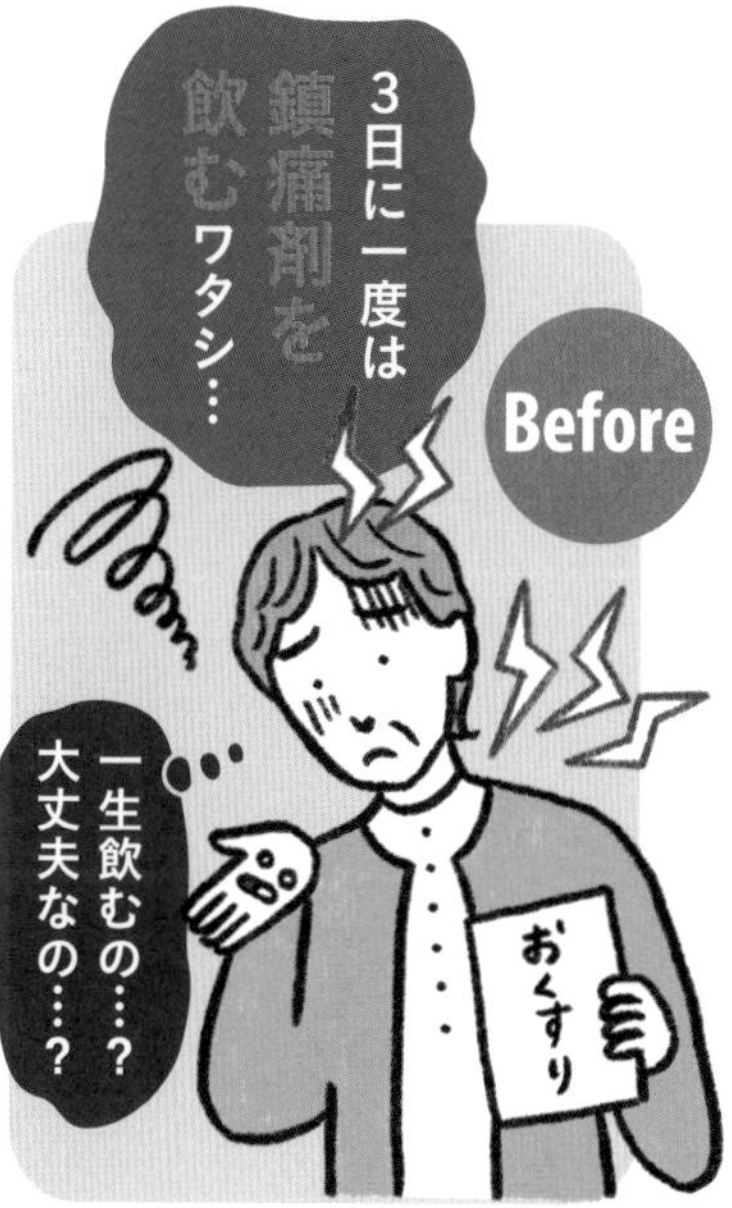
3日に一度は
鎮痛剤を
飲むワタシ…
Before
一生飲むの…？
大丈夫なの…？
おくすり

が失われることで、背骨や下半身で無理やりバランスをとろうとして無理な負荷がかかった結果です。

私は院内での施術に加え、ご自宅では「寝る整体」で首の調整をしてもらうよう指導しました。

「首の違和感が強いので、就寝前の30分間『整体枕』を使い、就寝するときは普通の枕で寝ています。それだけでも入眠がスムーズになり、眠りも深くなった実感がありました。

起床時は常に首や肩回りがこり固まっていたのが、それもすっきりなくなって、気がつけば頭痛も起こらなくなっていました。鎮痛剤をようやく卒業できました！」

緊張性頭痛は首や肩回りの筋肉の緊張に加えて、睡眠不足もその原因といわれています。丸山さんは、入眠前の儀式として「寝る整体」を行うことで睡眠の質が改善。それもまた、頭痛を解消することにつながったと考えられます。

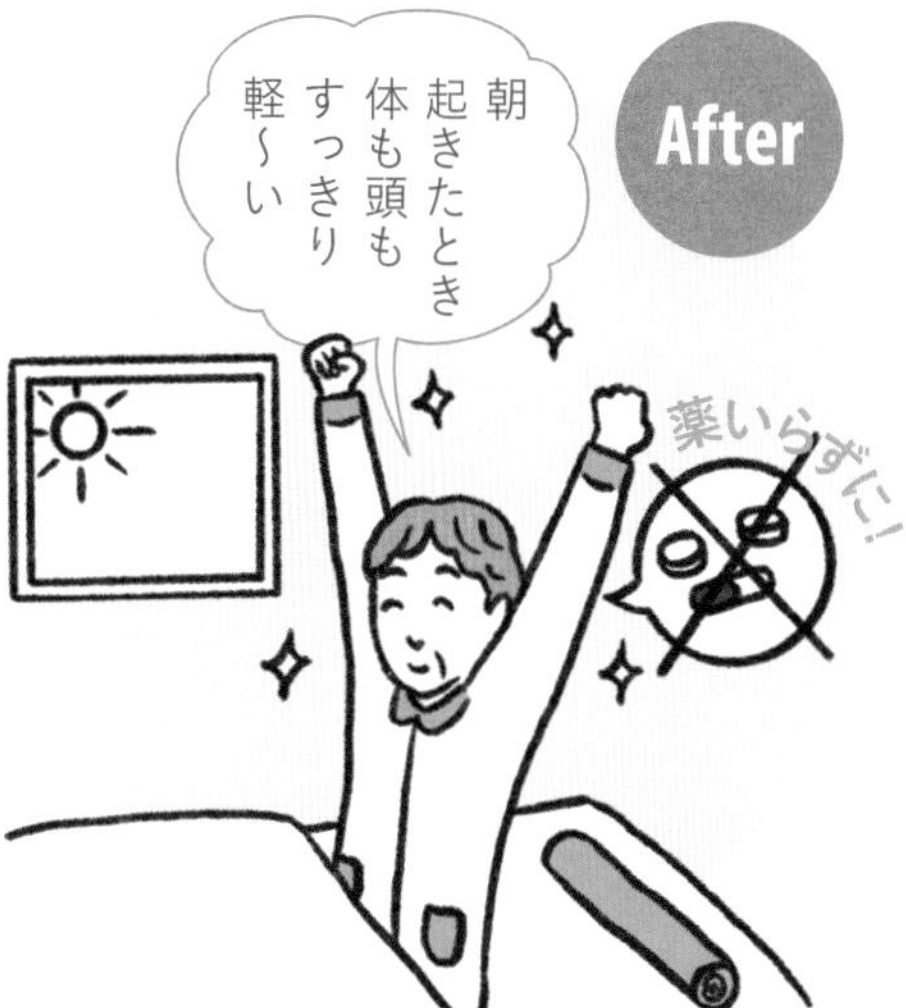
After
朝
起きたとき
体も頭も
すっきり
軽〜い
薬いらずに！

寝るだけで背中の痛みが治った!

背骨のカーブがなくなる原因

正面から見たときにはまっすぐ、横から見たときにはS字カーブを描いているのが、正常な背骨の形状です。首のカーブと同様に、**背骨のS字カーブも体重による負荷や運動による衝撃を分散する役割を担っています**。

この背骨のカーブに異常が出てしまうケースがあり、それは大きく分けて次の2タイプに分かれます。一つはS字カーブが失われてまっすぐになってしまう「ストレートバック」。もう一つは左右どちらかに湾曲した「脊柱側弯症」です。

どちらも骨格のバランスをくずし、周囲の筋肉や関節、神経に負荷をかけ、痛みなどの不調をまねきます。

首と背骨、両方のカーブがくずれた女性のケース

松田明子さん(仮名・40代女性)もまた、そうしたケースに該当する一人でした。

「出産をきっかけに、以前から感じていた背中の痛みや腰の違和感が我慢できなくなるほど強くなって…。田中先生からは『幼少期からの脊柱側弯症が原因』と指摘されました」

松田さんはストレートネックも強く出ていたため、衝撃を和らげる2つのカーブがない状態でした。そのため、背中と腰の広範囲を

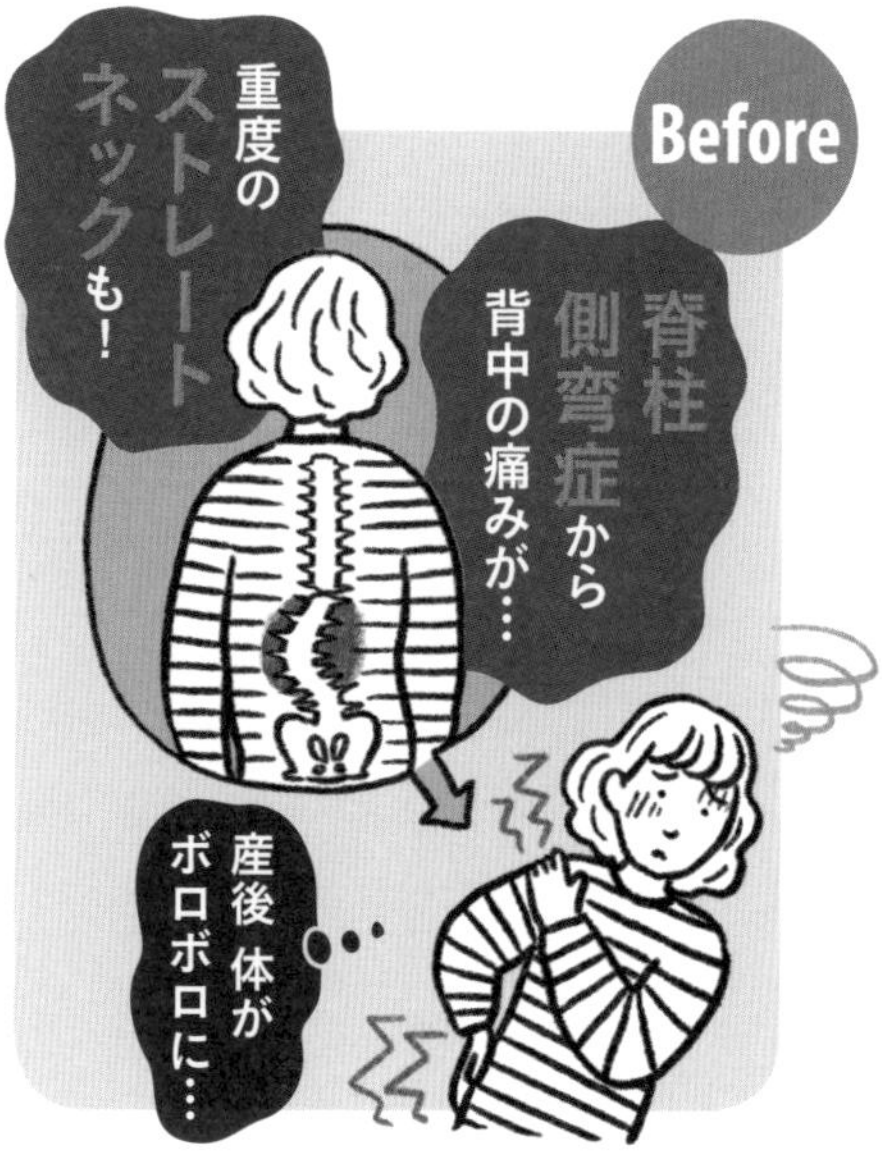
Before
重度のストレートネックも！
脊柱側弯症から
背中の痛みが…
産後 体がボロボロに…

強く痛めてしまっていたのです。そこで、側弯症改善のための施術を施すと同時に、自宅では「寝る整体」による首の調整を指導しました。

「それまで横向きに寝ていたので、最初はあお向けに違和感がありました。でも、やってみたところ、起床時のスッキリ感、疲労の取れ方の違いを実感！　体の痛みもなくなり、最近は風邪もひきにくくなりました！」

体をねじる横向き寝は、側弯症をさらに悪化させることがあります。対して、あお向けは首から背骨にかけての骨格を本来の正常な状態にする、体に負担のない理想的な姿勢といえます。そのため、起床時にもこわばりや痛み、こりがなくなるのです。

骨格を整えた姿勢で眠ることで、疲労回復、免疫力が高まることから「風邪をひくことが減った」という声もよく聞かれます。こうした体調の底上げができるのも、「寝る整体」のメリットの１つです。

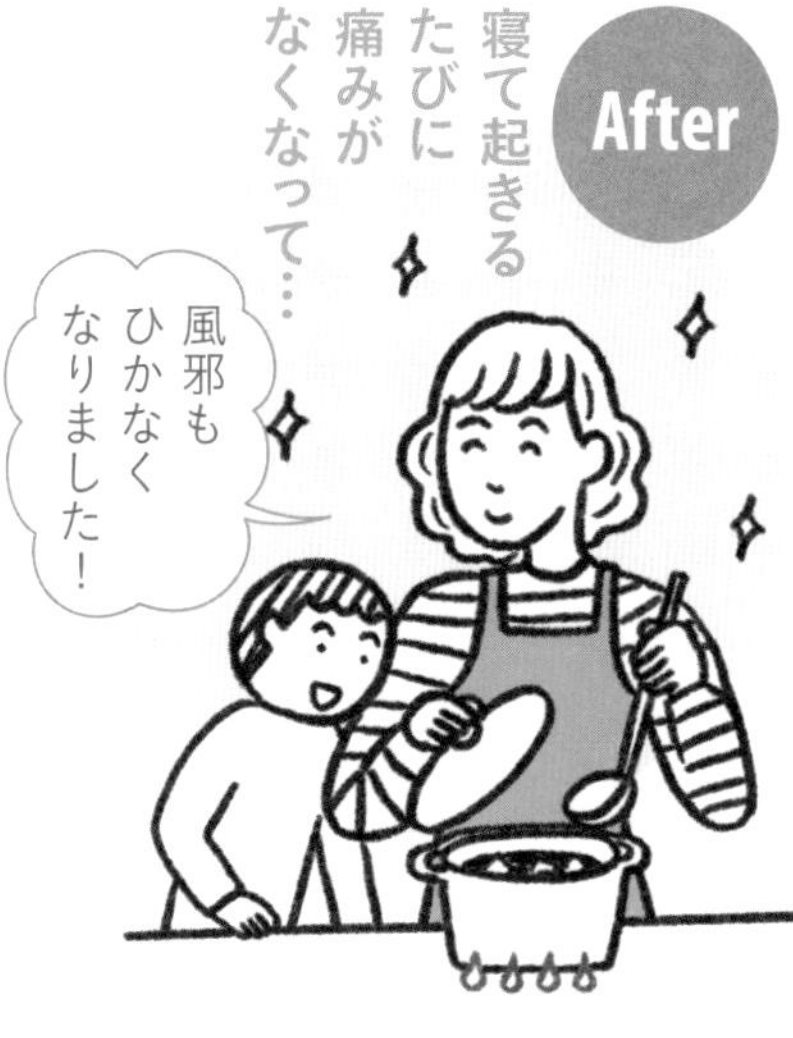
After
寝て起きるたびに痛みがなくなって…
風邪もひかなくなりました！

寝るだけで首の痛みが治った！

ストレートネックから頸椎ヘルニアになることも

ストレートネックは首こり、肩こりから不調が始まり、さらに負荷が増大すれば、頸椎の間にある「椎間板」を損ない、「頸椎ヘルニア」や「頸椎症」などを発症してしまうことも。そうなると、首を動かすたびに痛みやしびれに悩まされることになってしまうのです。

川田泰輔さん（仮名・40代男性）は、数年間続いていた首や肩の痛みが高じ、「首がまったく動かなくなり、車の運転もできなくなった」と、私のところへやって来ました。

1日1分から始めた、「寝る整体」

「首に加えて、股関節や腰にも痛みが出てきて…病院でも原因不明と言われて悩んでいたときに、田中先生のHPを目にして訪ねてみました」

川田さんは重度のストレートネックに加え、肩関節と股関節のズレも見られ、体のあちこちに負荷がかかることで痛みを発症していました。

「股関節は施術で改善されましたが、首は時間がかかるとのことで、自宅での『寝る整体』のやり方を教えてもらいました。**最初は痛く**

て1分だけしかできませんでしたが、2分、3分といった具合に、毎日少しずつ時間を伸ばしていきました。ひと月後には30分間ほどできるようになり、そのころには少しも動かなかった首が前後左右に動くように！　まさに、背中に羽が生えたような気分です」

首は重要な血管や神経が集中する、繊細な部位。無理に自分で動かすと、かえって痛めてしまうことがあります。

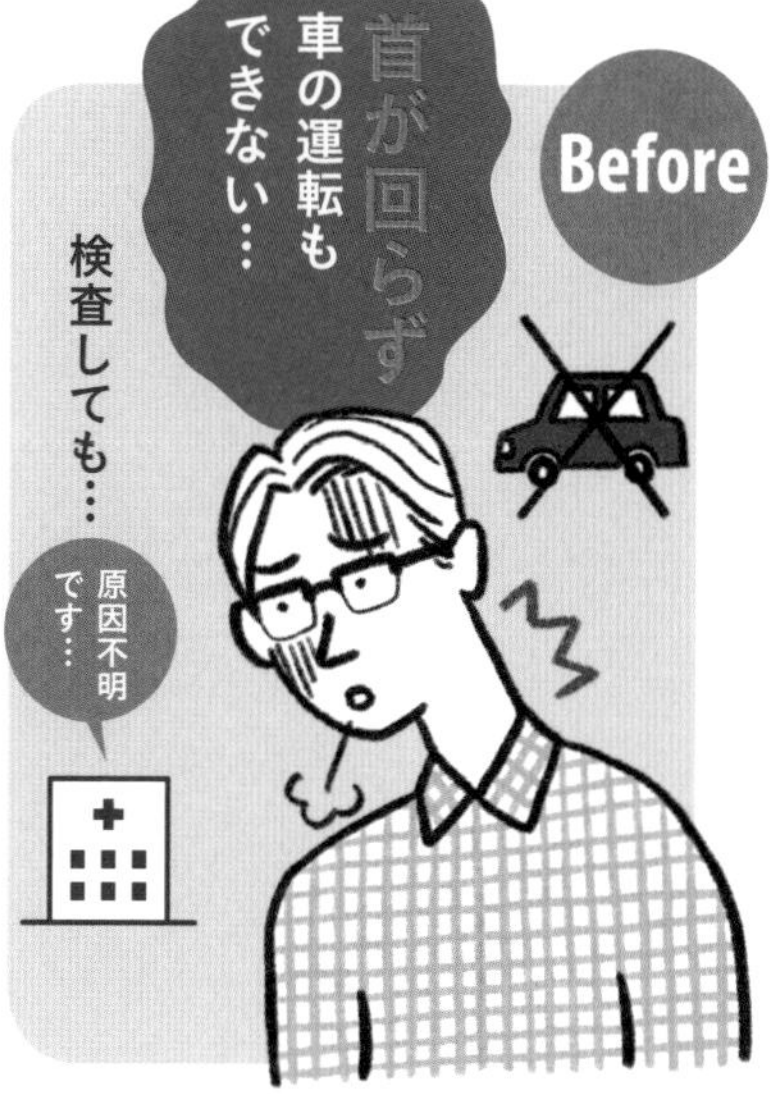
Before
首が回らず
車の運転もできない…
検査しても…
原因不明です…

「寝る整体」であれば、自分で安全に〝首のカーブをしつけなおす〟ことが可能です。川田さんも首のカーブを少しずつ取り戻すことで神経や筋肉の負荷が軽減され、痛みを解消することができました。

痛みや違和感がある場合は無理せず、最初は数秒でもかまいません。そのうち数分、数十分と徐々に時間を伸ばしていくたびに、痛みも解消されていくはずです。

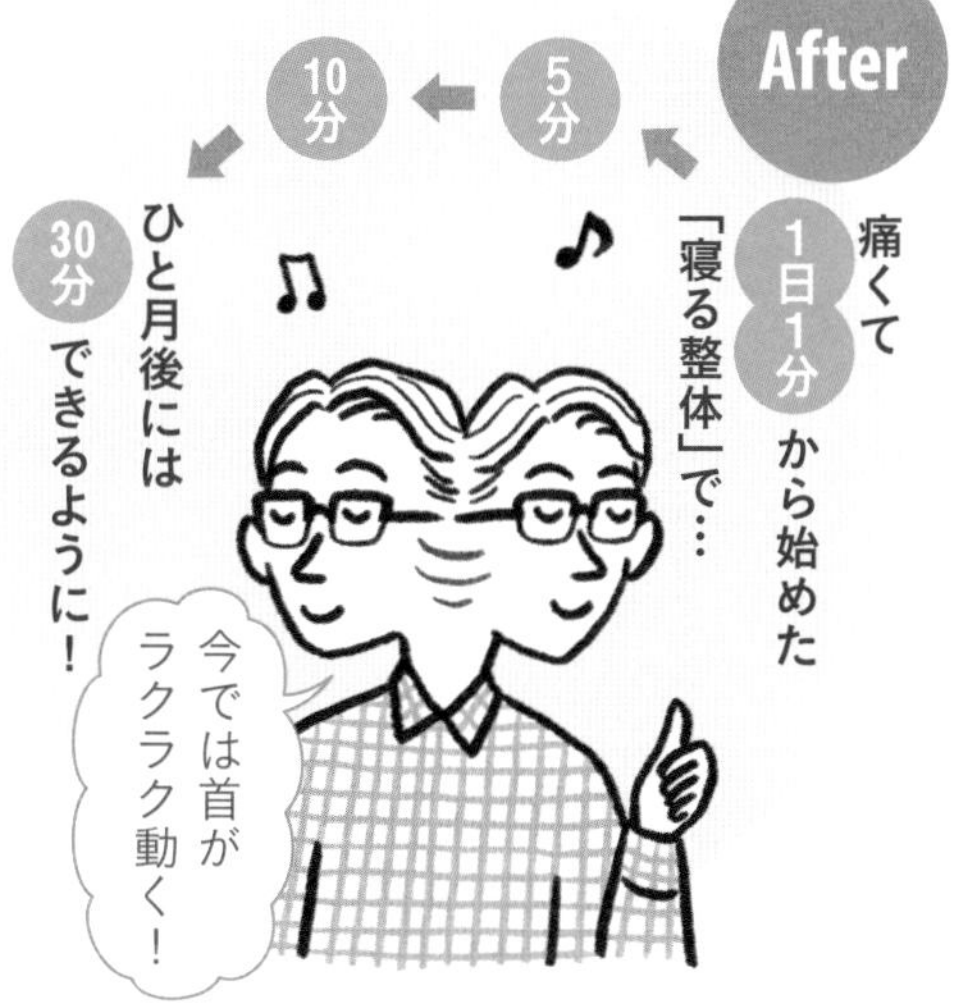
After
痛くて1日1分から始めた
「寝る整体」で…
5分
10分
ひと月後には30分できるように！
今では首がラクラク動く！

実践！「寝る整体」 Step 1

タオルで整体枕を作る

今日から、今すぐできる「寝る整体」を、さっそく始めていきましょう！
まずはバスタオルを１枚用意して、整体枕を作ります。

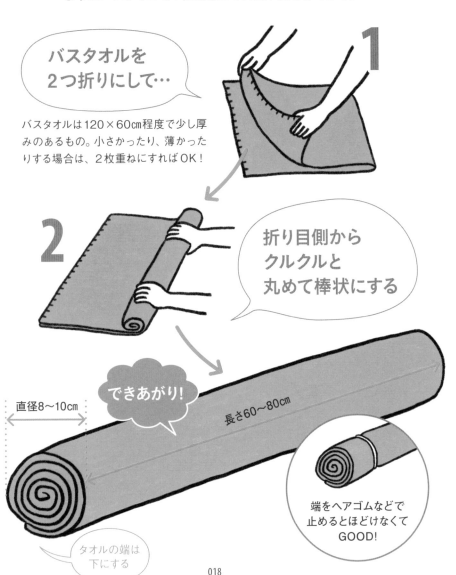

バスタオルを2つ折りにして…

バスタオルは120×60㎝程度で少し厚みのあるもの。小さかったり、薄かったりする場合は、２枚重ねにすればOK！

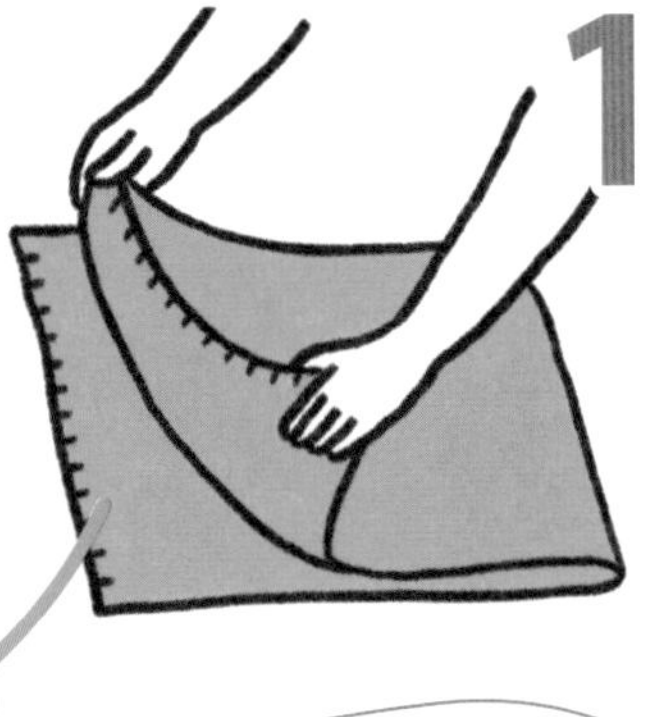
1

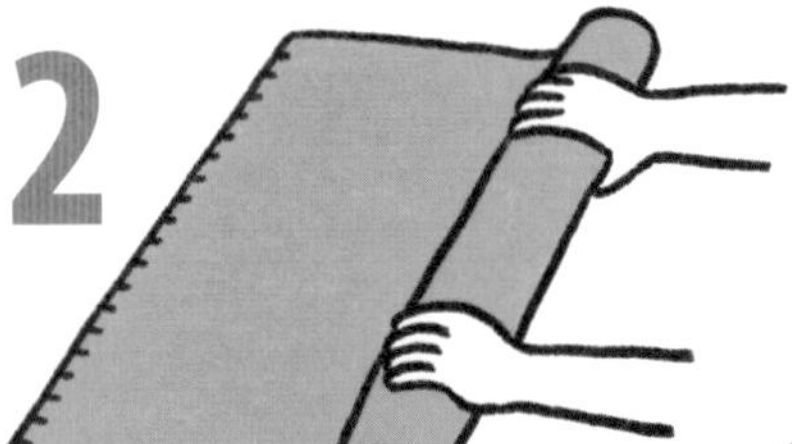
2

折り目側からクルクルと丸めて棒状にする

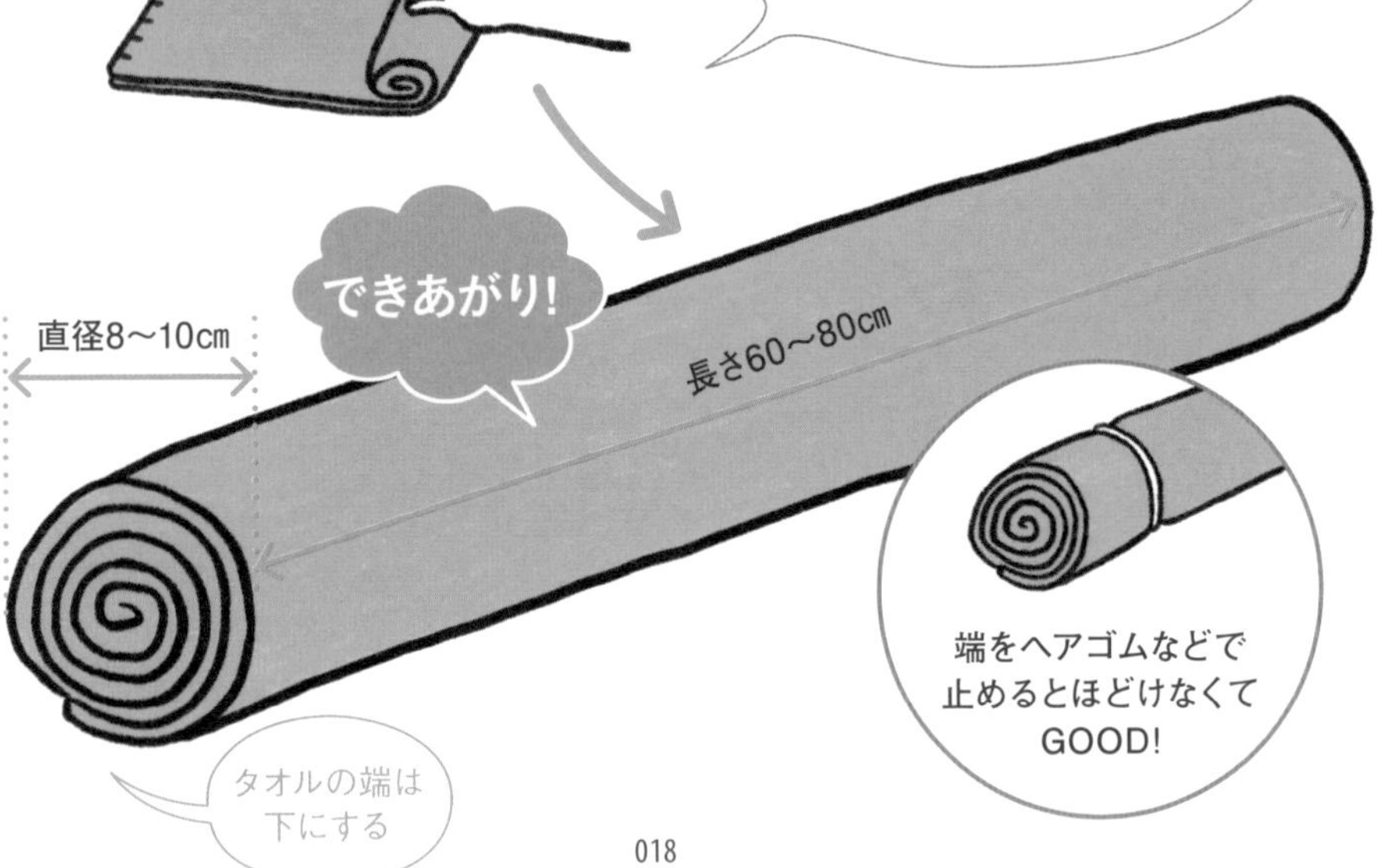
できあがり!
直径8〜10㎝
長さ60〜80㎝
端をヘアゴムなどで止めるとほどけなくてGOOD!
タオルの端は下にする

ここをチェック ☑

□ のどに圧迫感がなく、呼吸がラク

□ 天井がまっすぐに見えている

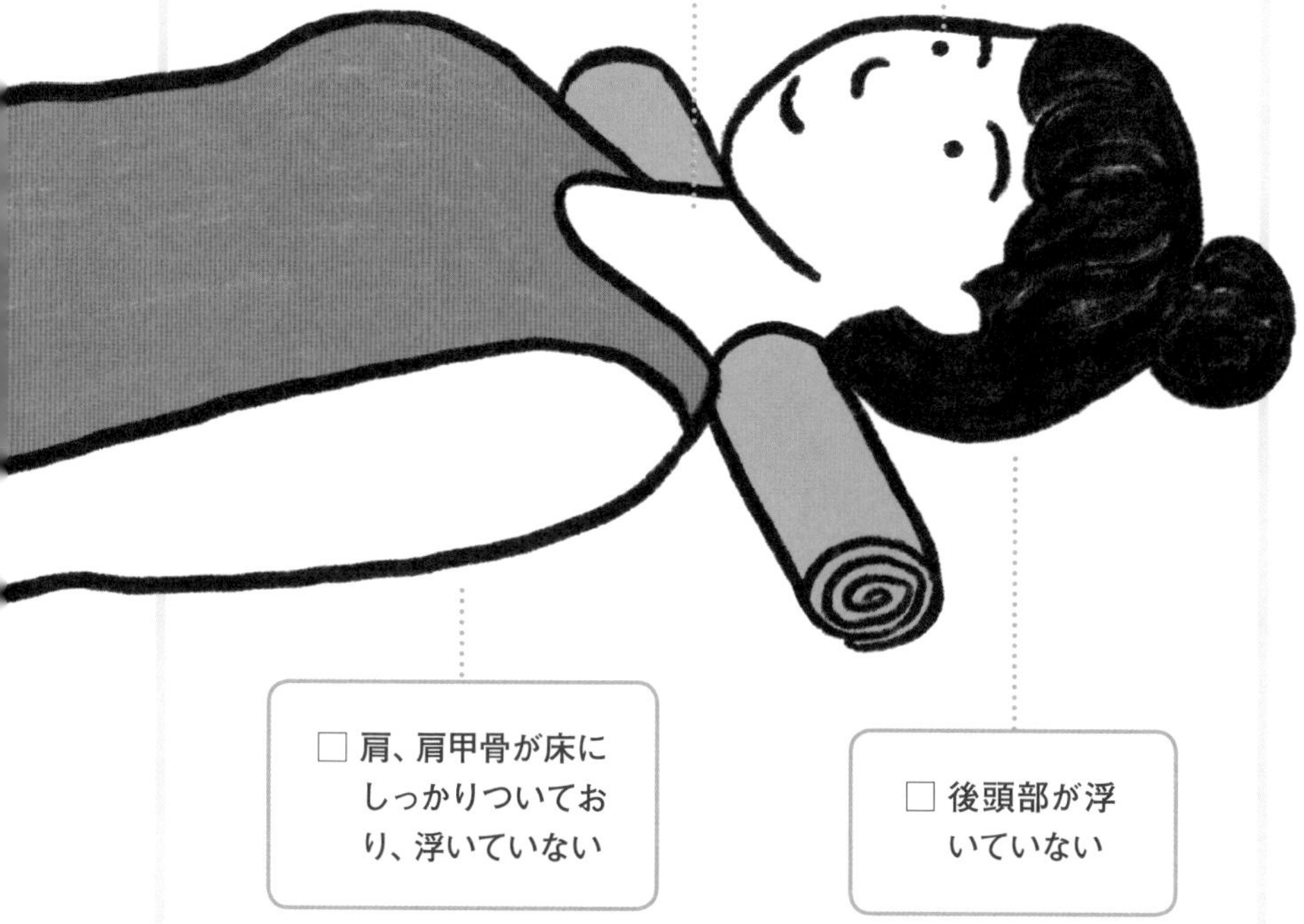

□ 肩、肩甲骨が床にしっかりついており、浮いていない

□ 後頭部が浮いていない

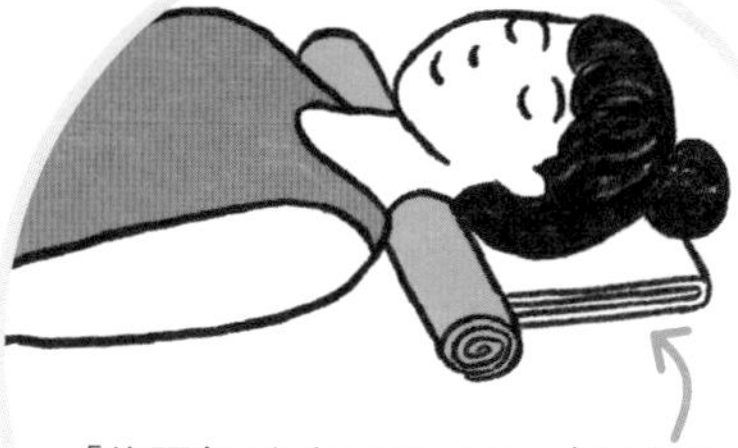

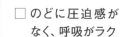

「後頭部が浮いてしまう…」場合は、
もう1枚バスタオルを用意して
4つ折りにし、後頭部の
下に敷いて調整を。

実践!「寝る整体」 Step 2

あお向けに寝る

「寝る整体」は、整体枕を首に当て、
自然に正しい骨格の状態をつくる「あお向け姿勢」で朝まで寝るだけ!
丸めたタオルで正常な首のカーブを一晩かけて
ソフトに"しつけなおし"していきましょう。

Point 1
頭が自然と正常な位置になる

ストレートネックで前に出ていた頭が、重力で自然と正常な位置へ補正される。

Point 2
胸が開いて呼吸がラクに

胸全体をかご状に包む骨格「胸郭」が自然と広がり、気道も確保されるため、呼吸が深くなる。

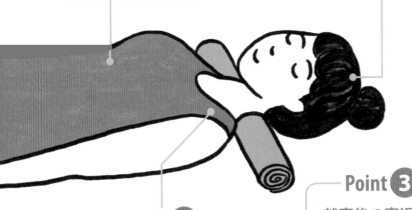

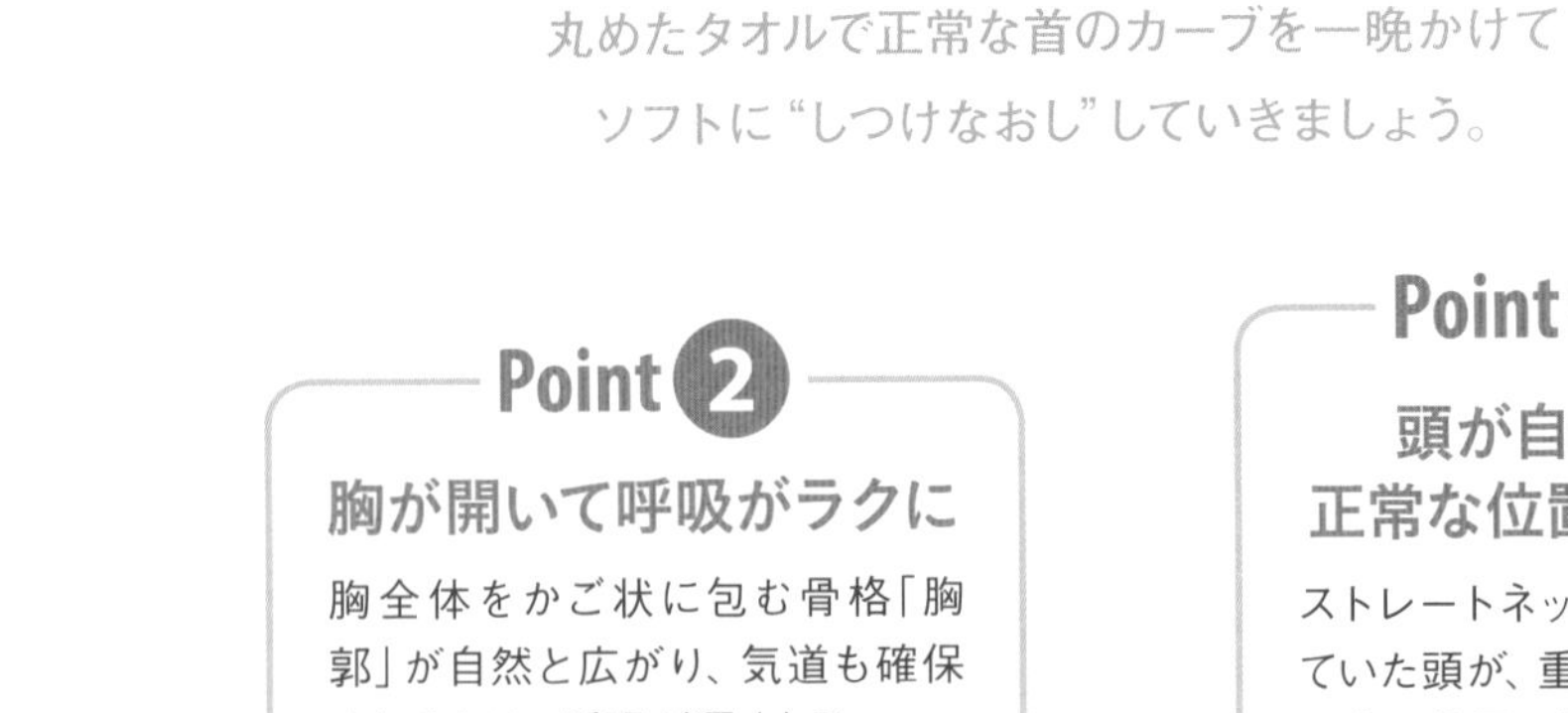

Point 3
就寝後の寝返りは気にしないでOK!

眠りに落ちるまでこの姿勢がとれていれば問題なし。寝返りは、無意識に体がやってくれる骨格調整です。

Point 4
「前肩」も改善!

猫背で前に丸まっていた肩が、重力で自然と床へ落ちて補正される。

「理想的な立ち姿」と同じ状態になるのが、「寝る整体」

壁に背を向けて立ち、後頭部、肩、かかとが壁についている状態が、ゆがみのない理想的な姿勢。そして、そのまま床に倒れた状態が「寝る整体」です。骨格、筋肉、内臓すべてに負荷のない、最もラクな姿勢なのです。

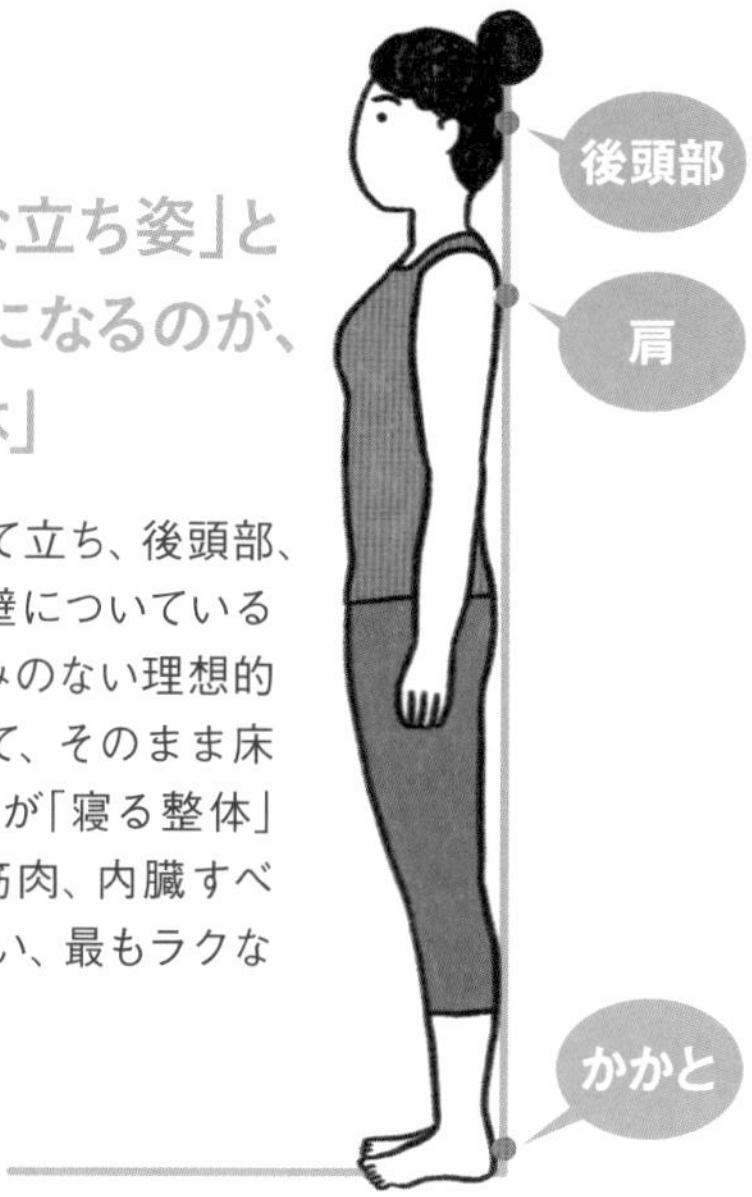

Point 5
曲がったひざが自然に伸びる

平らなところで両足をまっすぐに伸ばすことで、曲がったままのひざが重力で自然に伸びる。

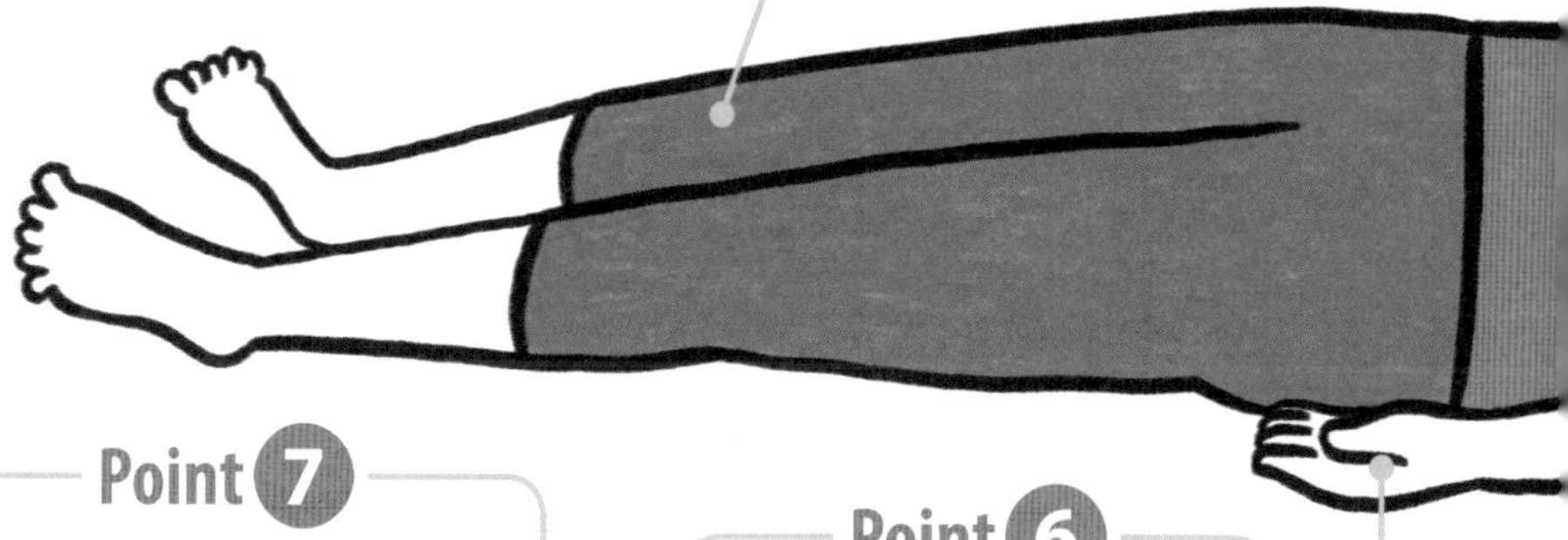

Point 7
薄め＆硬めの布団がベスト！

平らなところであお向けになれば、猫背も反り腰も必然的に伸ばされ、骨格調整に。自然な自己整体である寝返りも打ちやすい。

Point 6
「手のひら上向き」で前肩改善効果UP

手のひらを上へ向けることで肩が外旋し、内側に縮こまっていた前肩がさらに改善される。

実践！「寝る整体」 Step 3

首をほぐす

寝返りは、骨格を緩ませゆがみを改善する、無意識の整体です。
時々寝返りを打ち、再びあお向けに戻る…この繰り返しが、理想的な「寝る整体」。
Step３～５は、いい寝返りをするための基本の「寝る整体」です。
全部行っても３分程度です。

1 整体枕に首を乗せ、首の曲面に合わせて位置を整える。

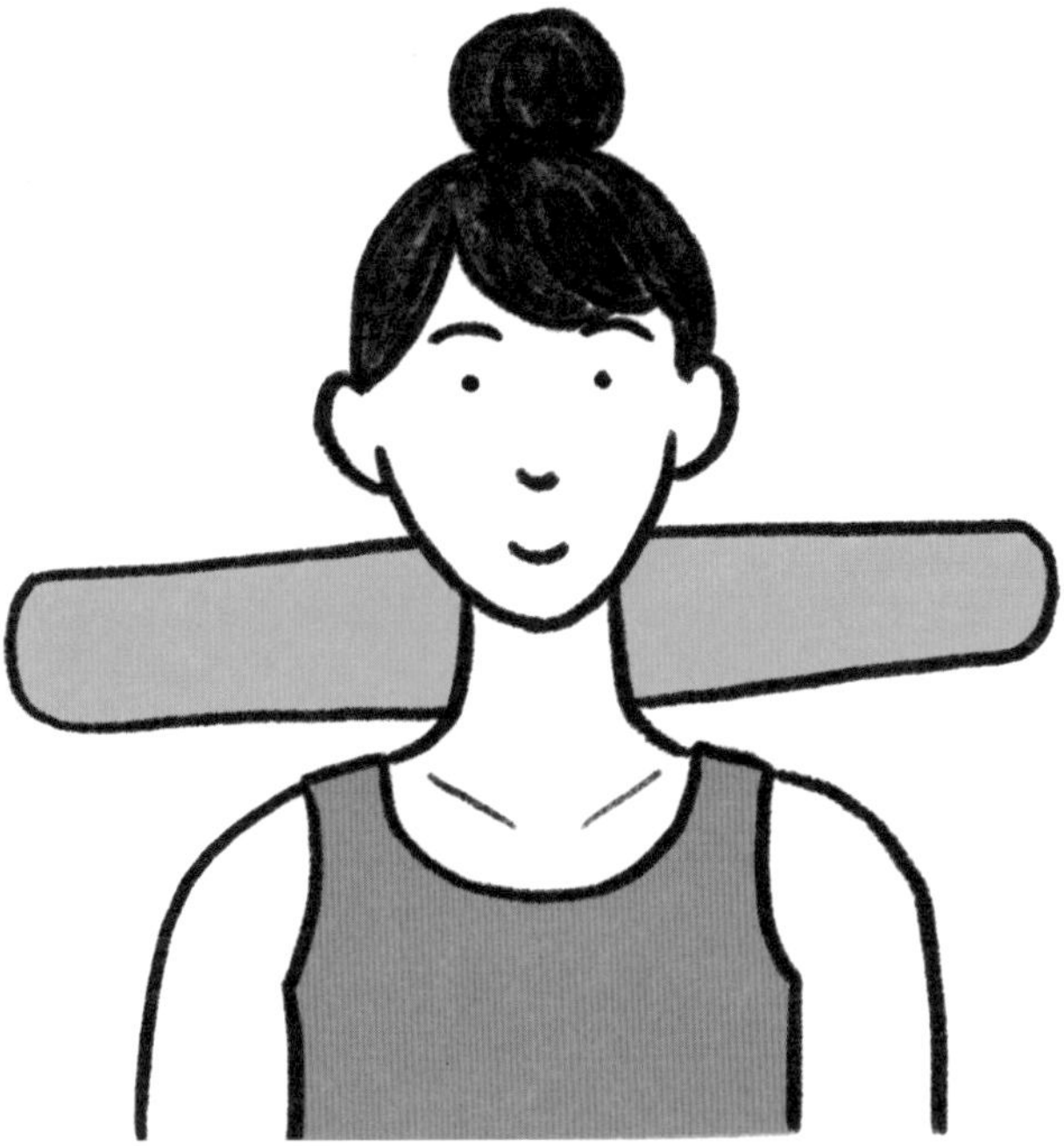

2 ゆっくりと顔を横へ倒して 3～5秒キープする。

心地よい程度に

反対側も同様に。これを5往復する。
痛みがある場合は無理しないこと。

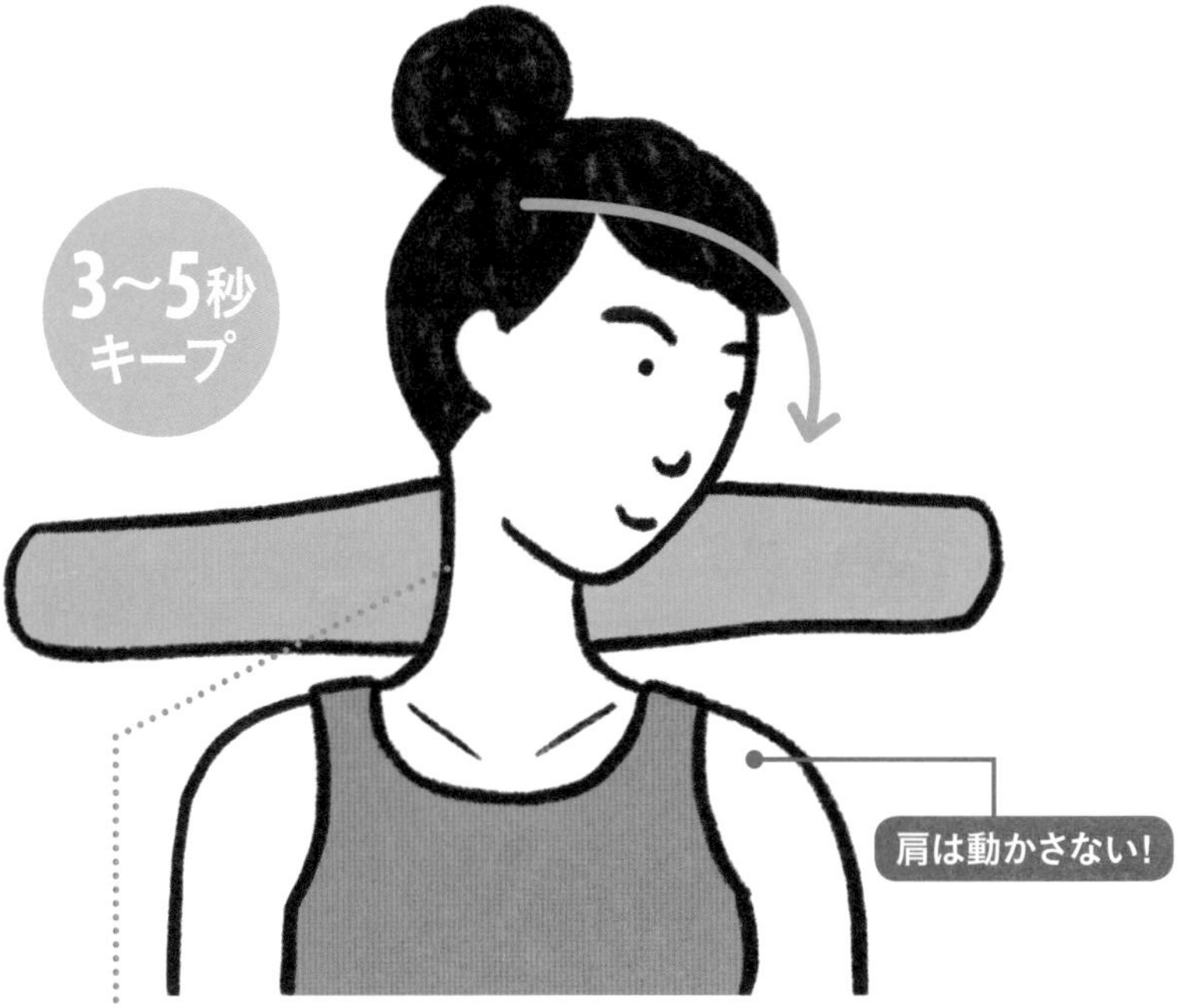

ミシミシボキボキ音が鳴っても大丈夫？

首を動かしたとき、「ボキッ」「ミシミシ…」といった音が鳴ることがあります。この理由は諸説ありますが、関節内に生じた気泡が移動してはじけるため、ともいわれています。音が鳴ること自体は問題ありませんが、わざと音を出そうと強引にねじったり、伸ばしたりするのはNG。関節やじん帯、筋肉を痛めることがあるので控えたほうが無難です。あくまで心地よい範囲で動かしてください。

腰をほぐす

あお向けに違和感がある場合には、腰をほぐす体操がおすすめ。
痛みがある場合には無理は禁物。動きはゆっくり行ってください。

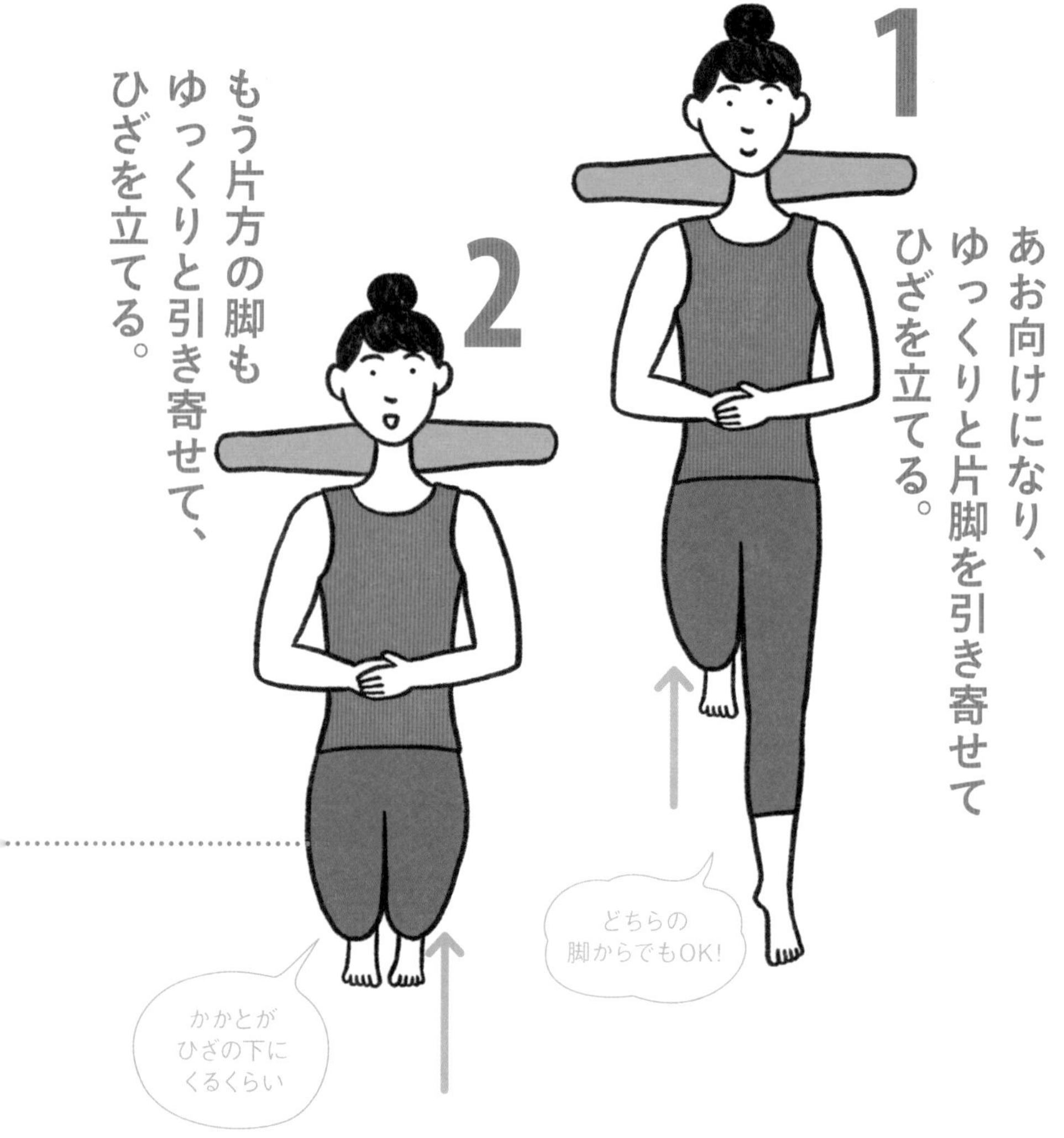
1
あお向けになり、ゆっくりと片脚を引き寄せてひざを立てる。
どちらの
脚からでもOK!
2
もう片方の脚もゆっくりと引き寄せて、ひざを立てる。
かかとが
ひざの下に
くるくらい

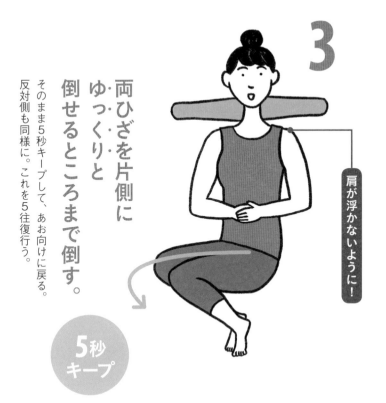

3

両ひざを片側にゆっくりと倒せるところまで倒す。

そのまま5秒キープして、あお向けに戻る。反対側も同様に。これを5往復行う。

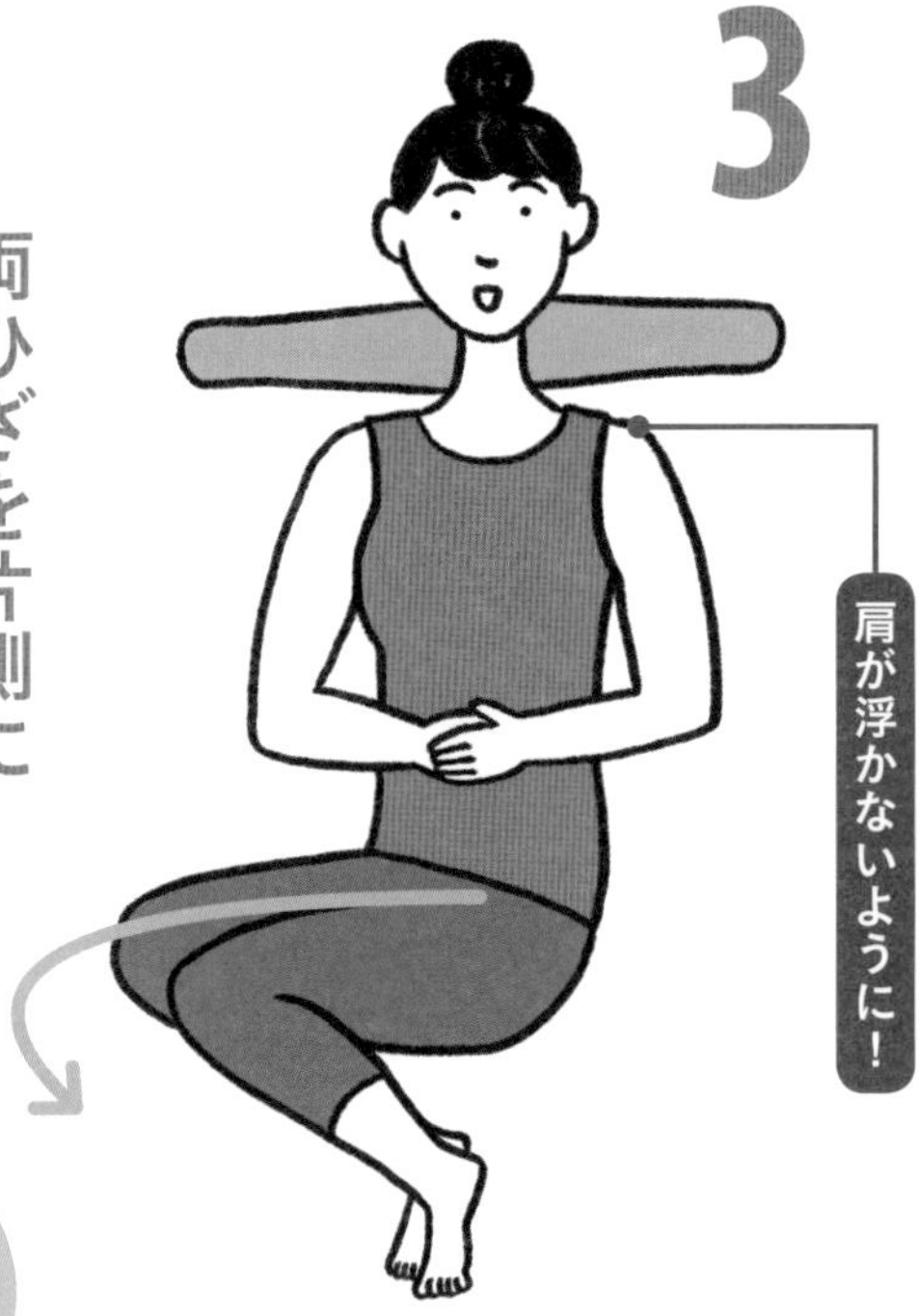

5秒キープ

片脚ずつが腰の負担を軽くします！

腹部と脚をつなぐ筋肉が弱い人は、両脚を一度に引き寄せると腰に負荷がかかってしまうため、必ず片脚ずつ、ゆっくりと行いましょう。脚を伸ばすときも、片脚ずつが原則です。自分の脚の重さで腰を痛めないように注意してください。

実践！「寝る整体」 Step 5

全身をほぐす

上半身と下半身をひねる体操で、就寝中の寝返りを
スムーズに行えるよう、体の前準備をしておきましょう。

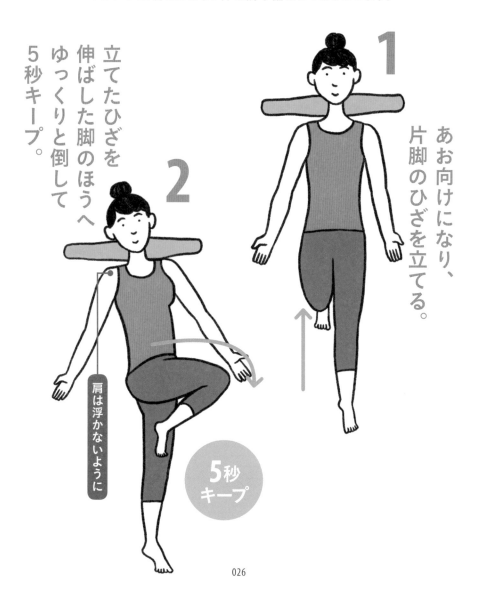

1

あお向けになり、片脚のひざを立てる。

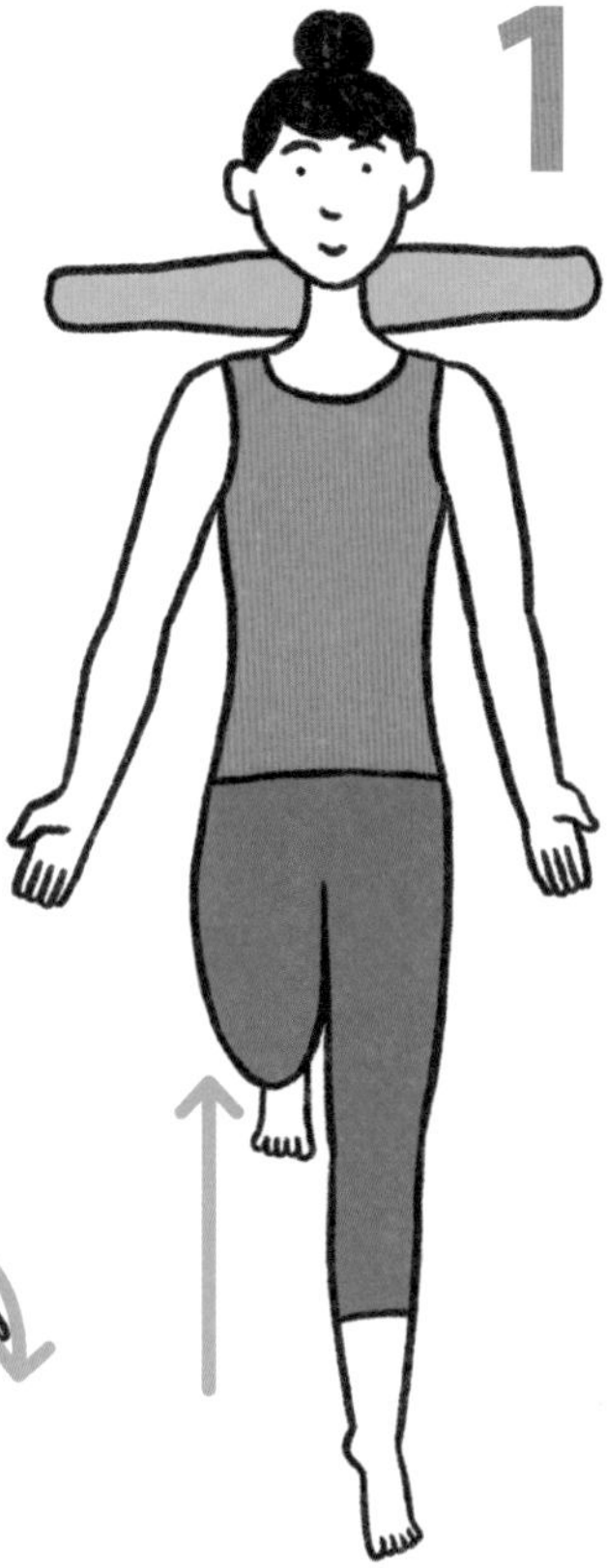

2

立てたひざを伸ばした脚のほうへゆっくりと倒して5秒キープ。

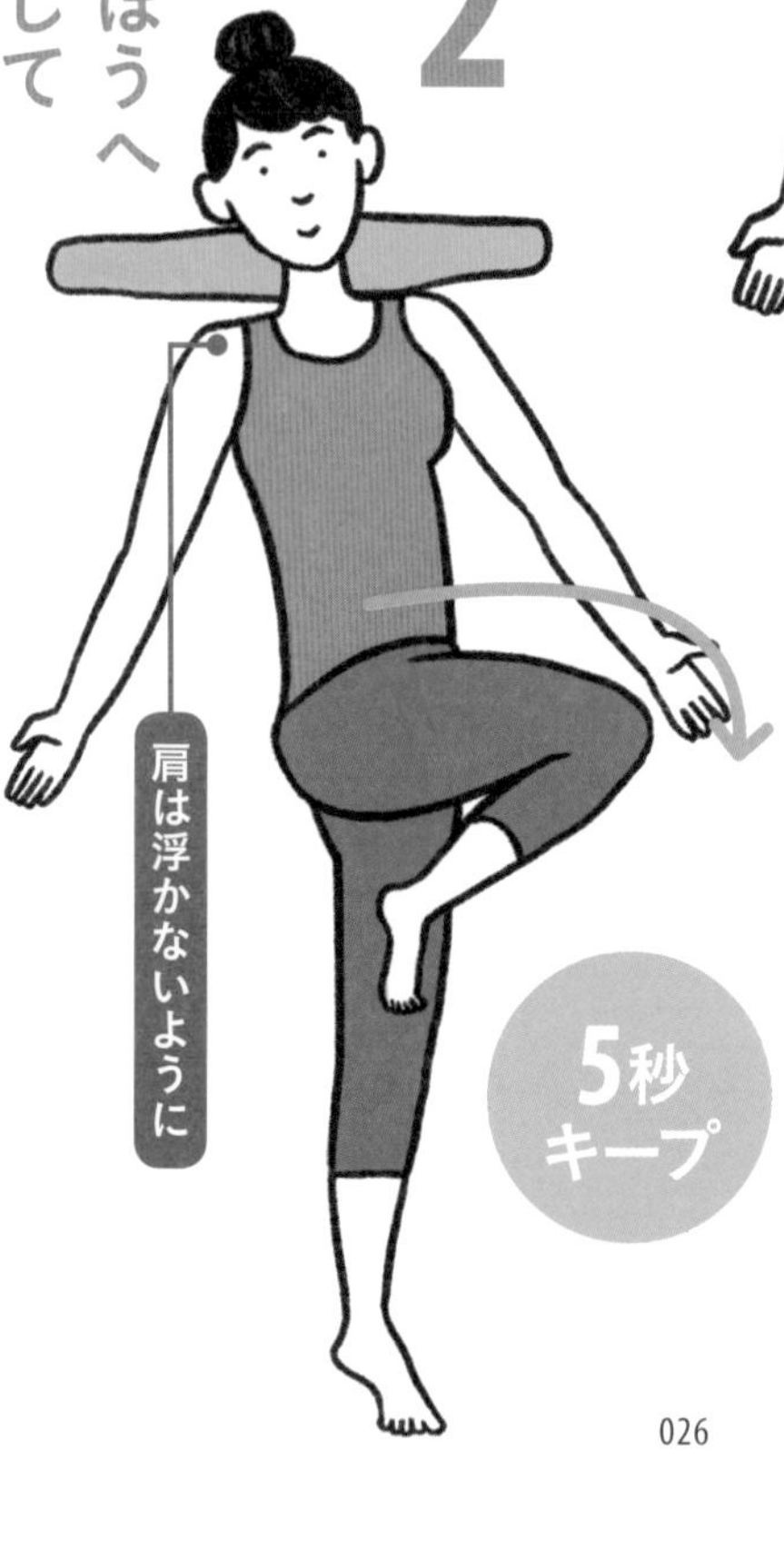

3

顔、肩、腰を
曲げたひざのほうへ倒し、
5秒キープ。
ゆっくりとあお向けに戻り、
曲げたひざを片脚ずつ伸ばす。

反対側も同様に。これを5往復行う。

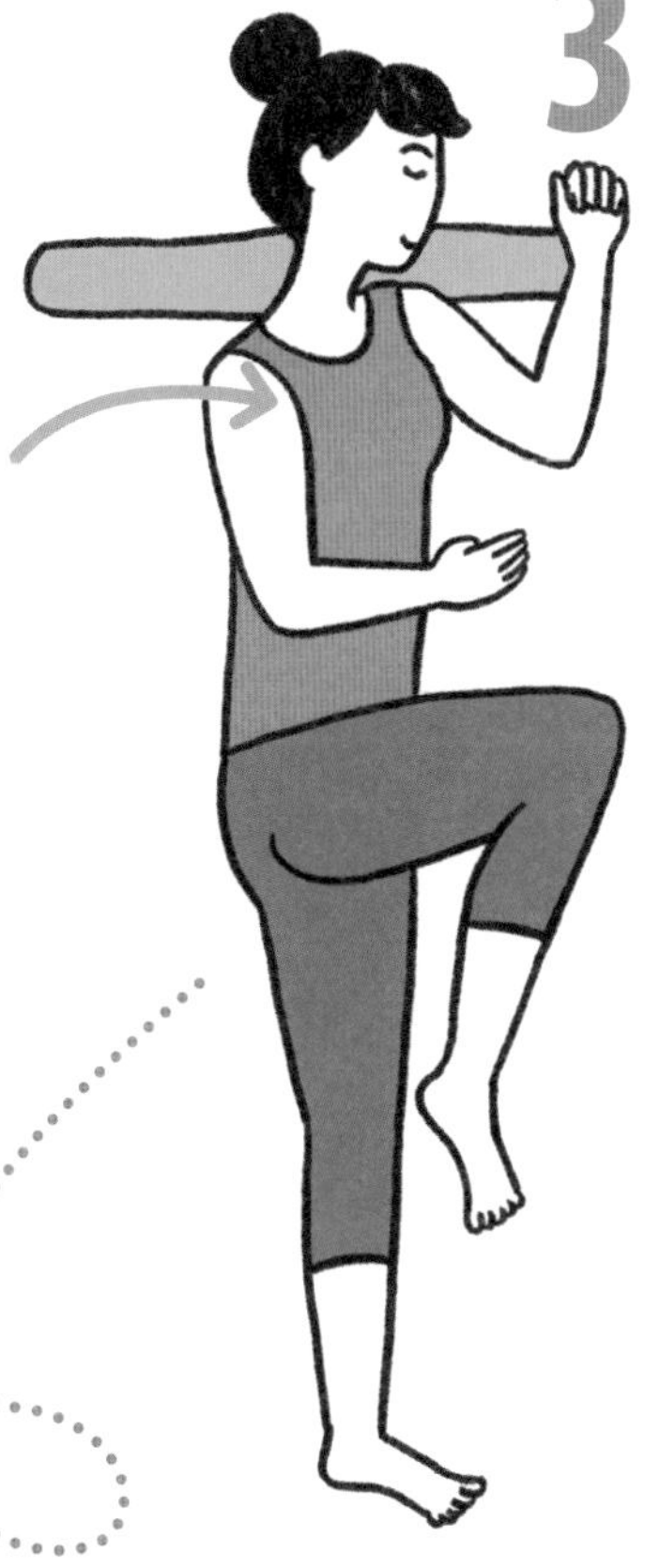

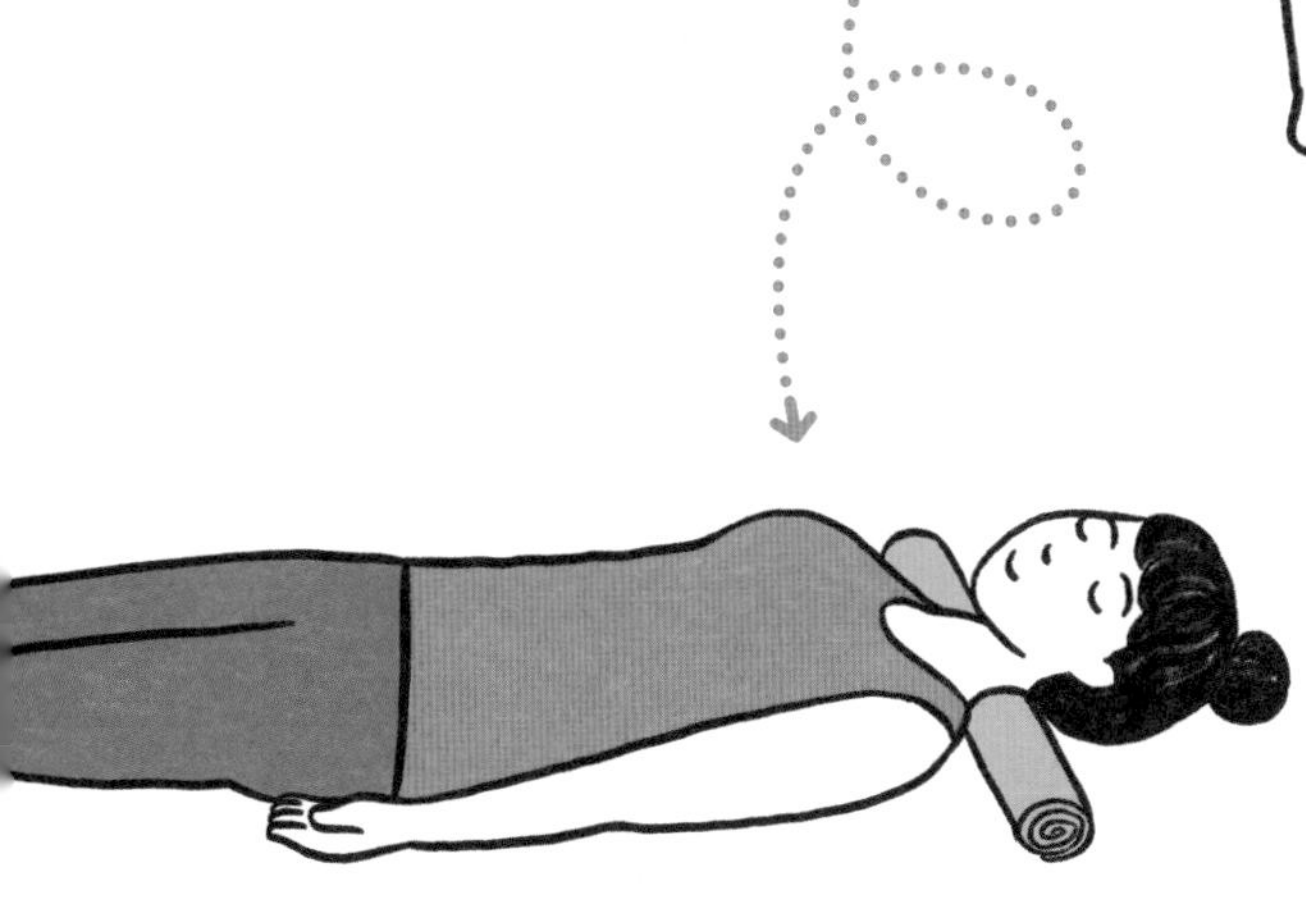

あお向けに戻って
そのまま
おやすみなさい…。

「寝る整体」Q&A

Q1 腰が痛くてあお向け寝は無理…！ というときはどうすればいい？

A 腰を緩める体操を事前に行いましょう

腰の曲線が大きい「反り腰」の人は、あお向けになると腰が浮いてしまい、腰回りに負担がかかって痛みをまねきます。あお向けになる前に、腰回りを緩める体操をすることで痛みを予防していきましょう。

！ あお向けになったとき、腰と床の間に腕が入る人は要注意！
とくに痛みがひどいときは無理に行わないようにしてください。

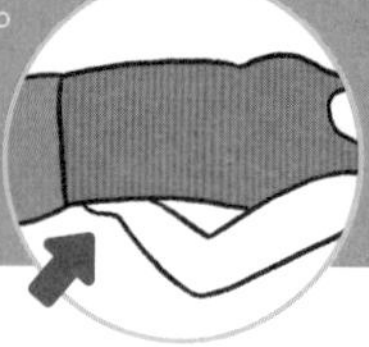

1 あお向けになり、
整体枕に首を乗せて位置を整える。
体をまっすぐに整えて片ひざを立てる。

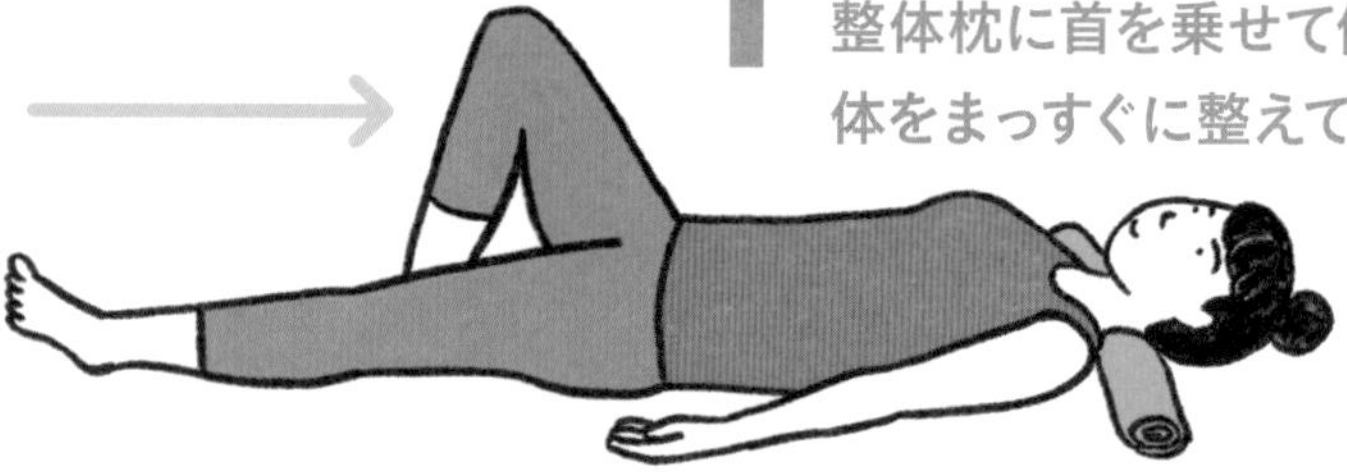

2 もう片方のひざも
ゆっくりと立てる。

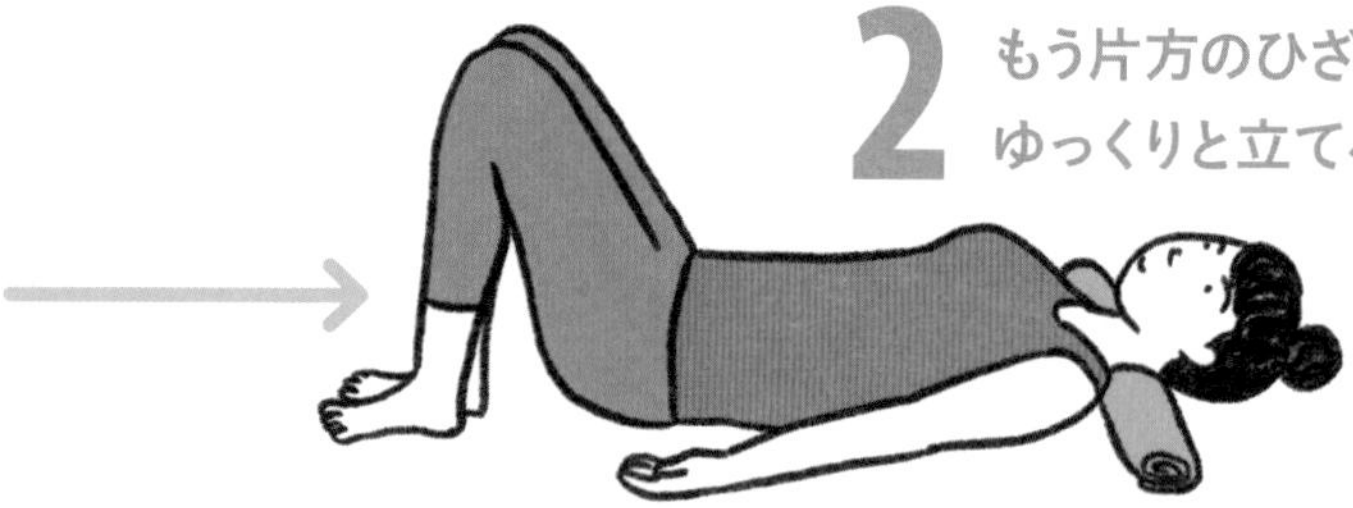

3
片方のひざを
胸に引き寄せ、
両手で抱える。

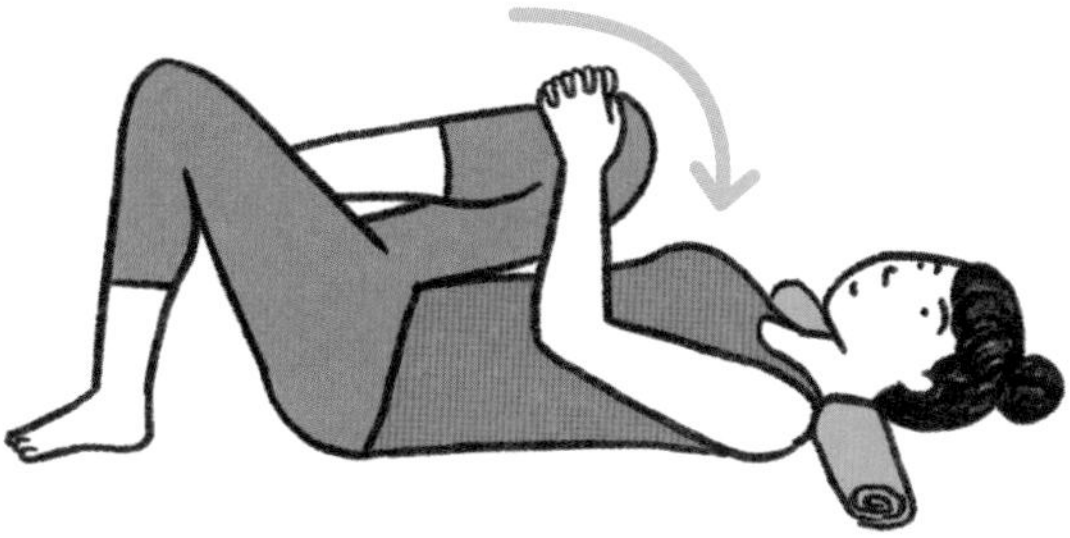

4
もう片方のひざも
持ち上げて両ひざを
両手で抱えて10秒キープ。

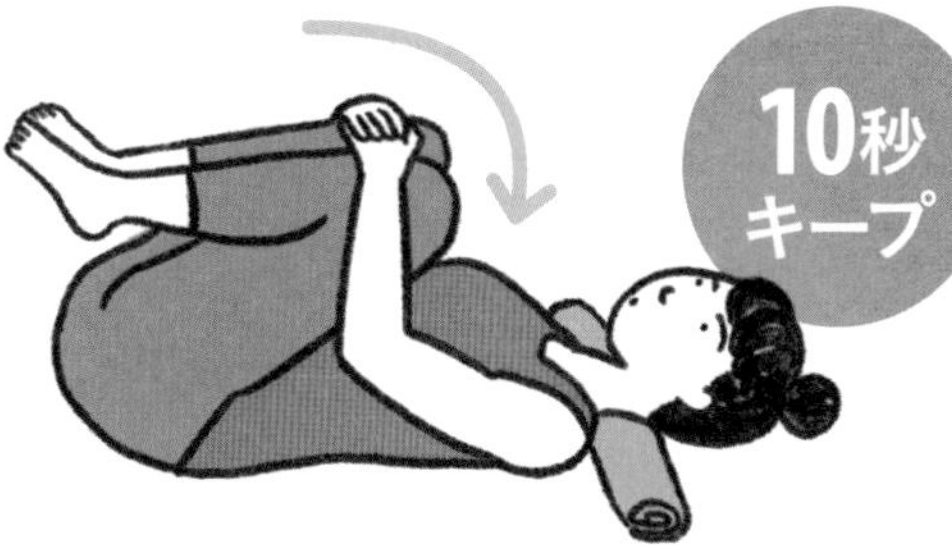

5
どちらか片方の
ひざを離して
足裏を床につける。

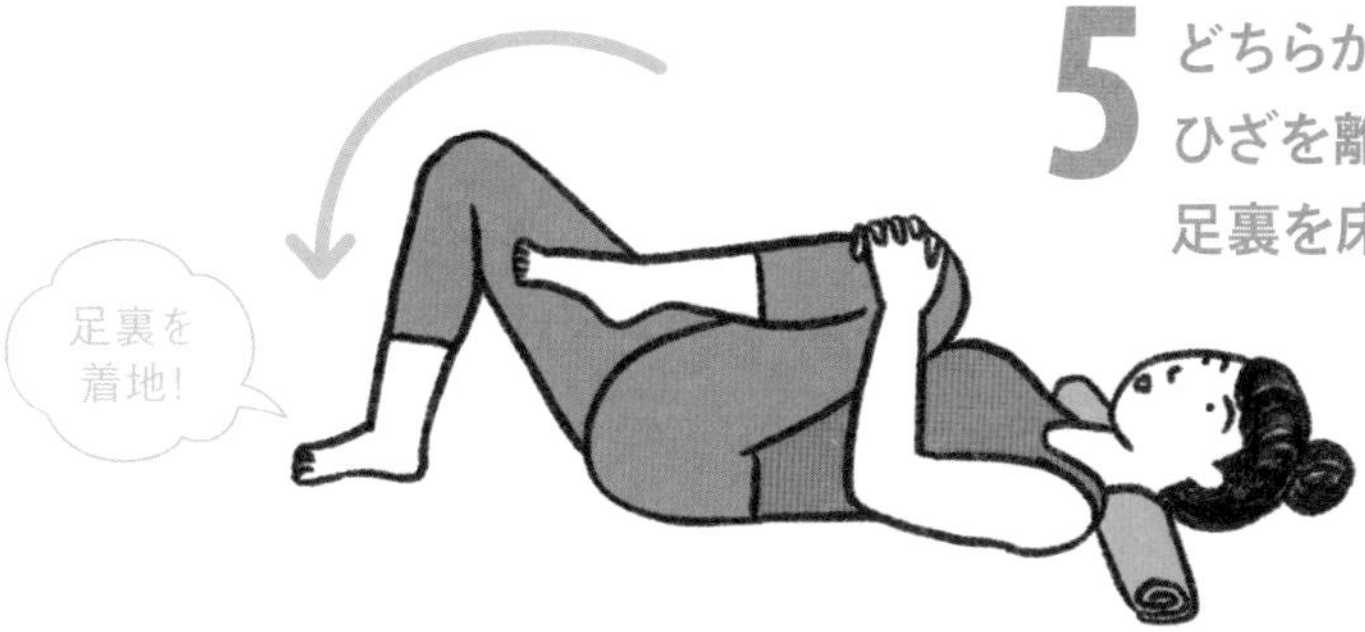

6
足裏をつけたほうのひざを
ゆっくりと伸ばし、脚全体を床に伸ばす。
反対側の脚も同様に床に伸ばす。

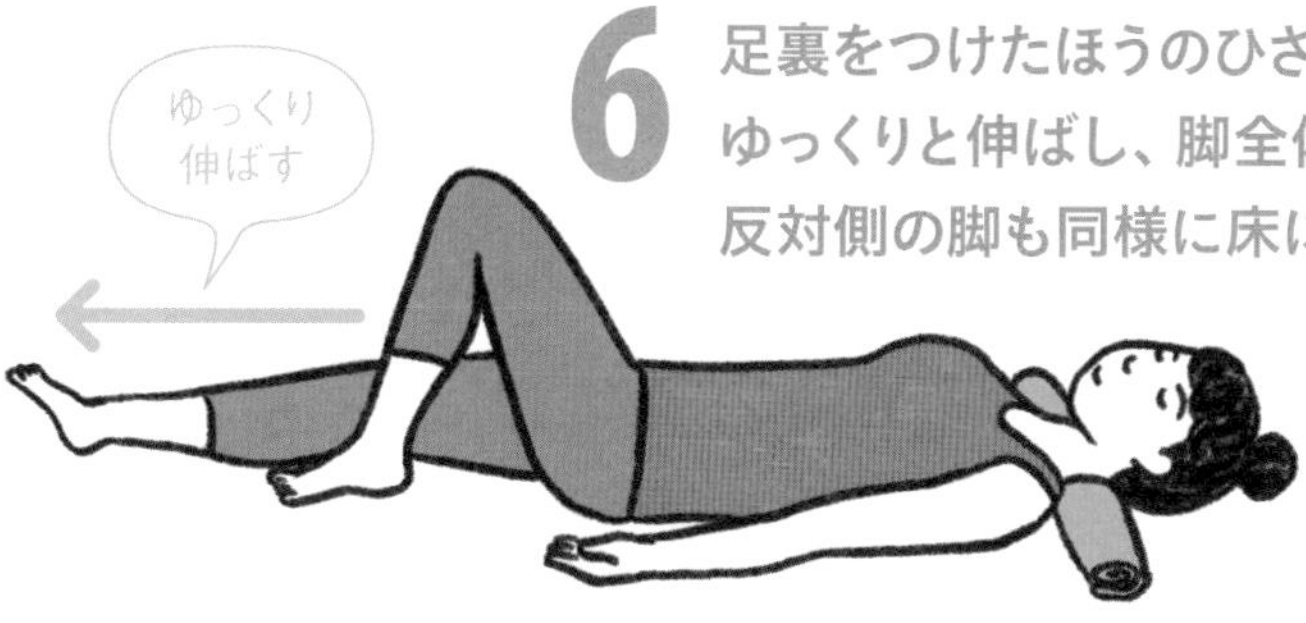

Q2 首が痛くて
あお向けになるのがつらいときは？

A ストレートネックを
緩める体操をやりましょう

整体枕を首に当てたとき、重度のストレートネックの人は後頭部が床から浮いてしまい、負荷がかかって痛みが出ることがあります。19ページで紹介したように、後頭部にもう1枚バスタオルを敷くか、もしくは首を緩める体操を行うことをおすすめします。

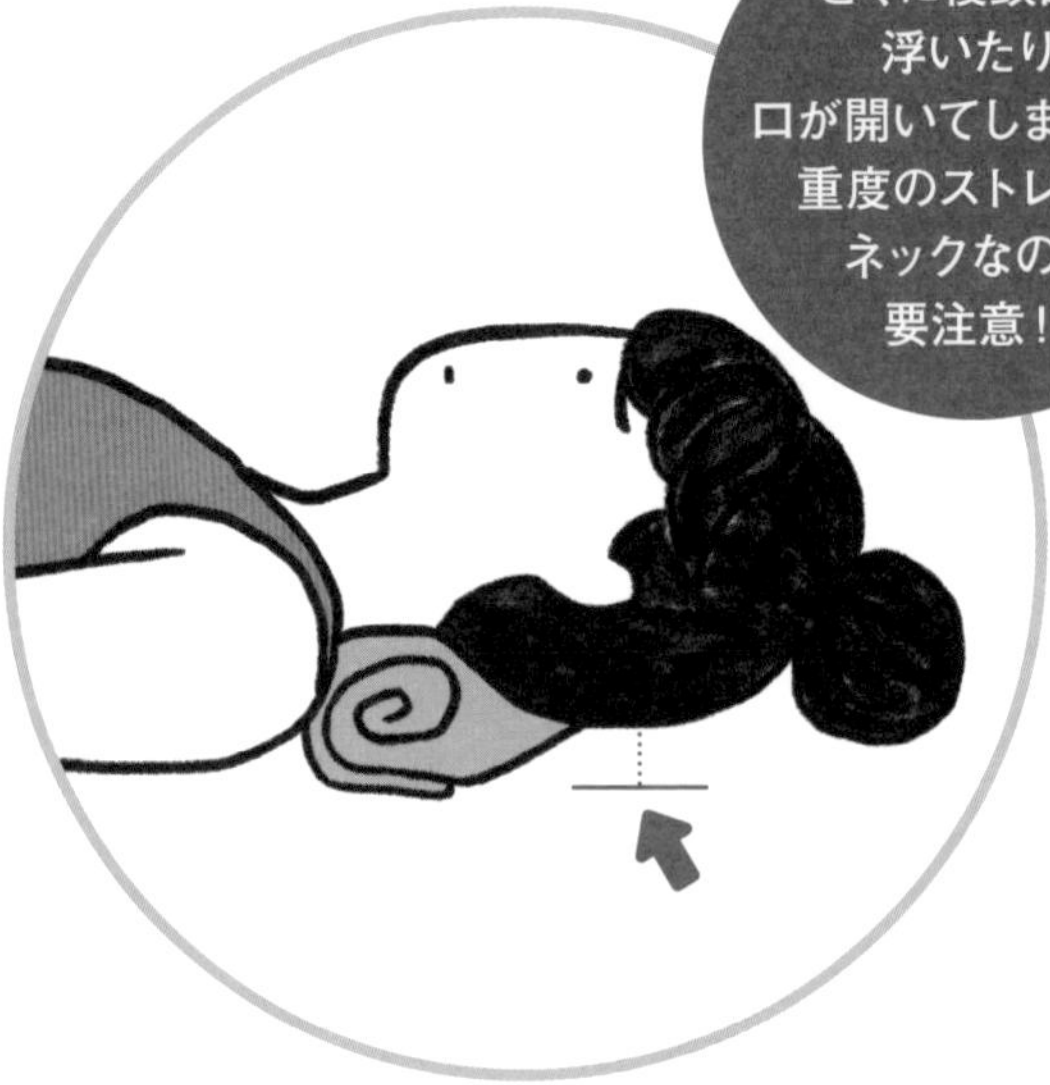

！
とくに後頭部が浮いたり、口が開いてしまう人は重度のストレートネックなので要注意！

1 あお向けになり、整体枕を首に当てて位置を整え、体をまっすぐにする。片ひざを立てる。

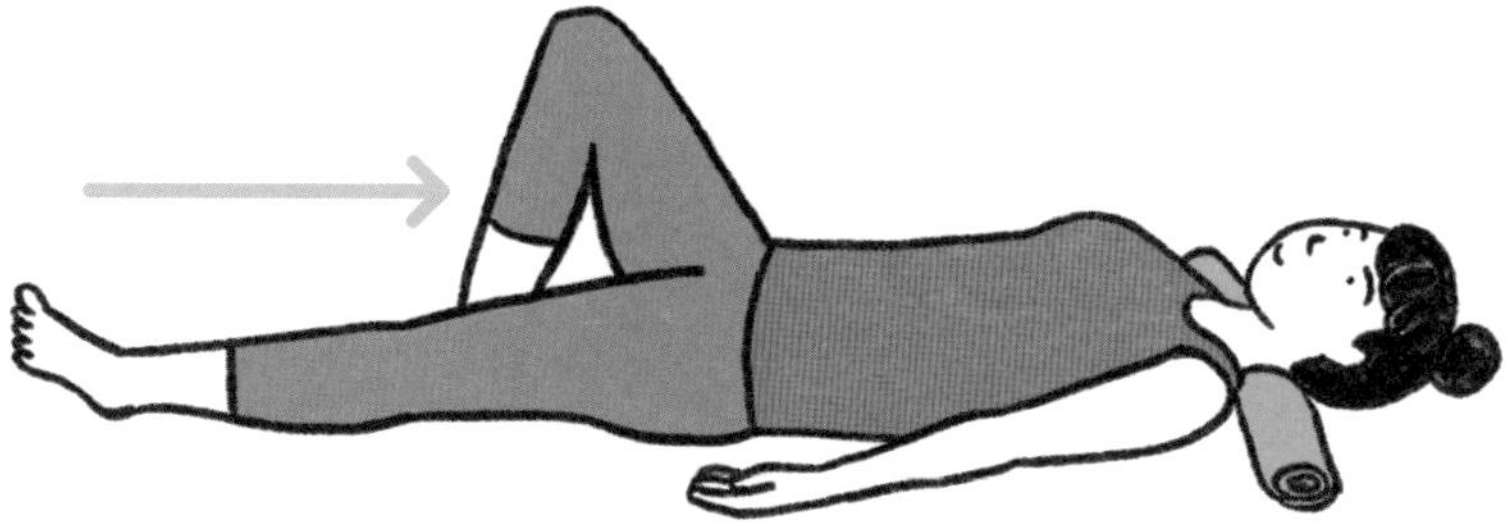

2 もう片方のひざもゆっくりと立てる。両肩をしっかり床につける。

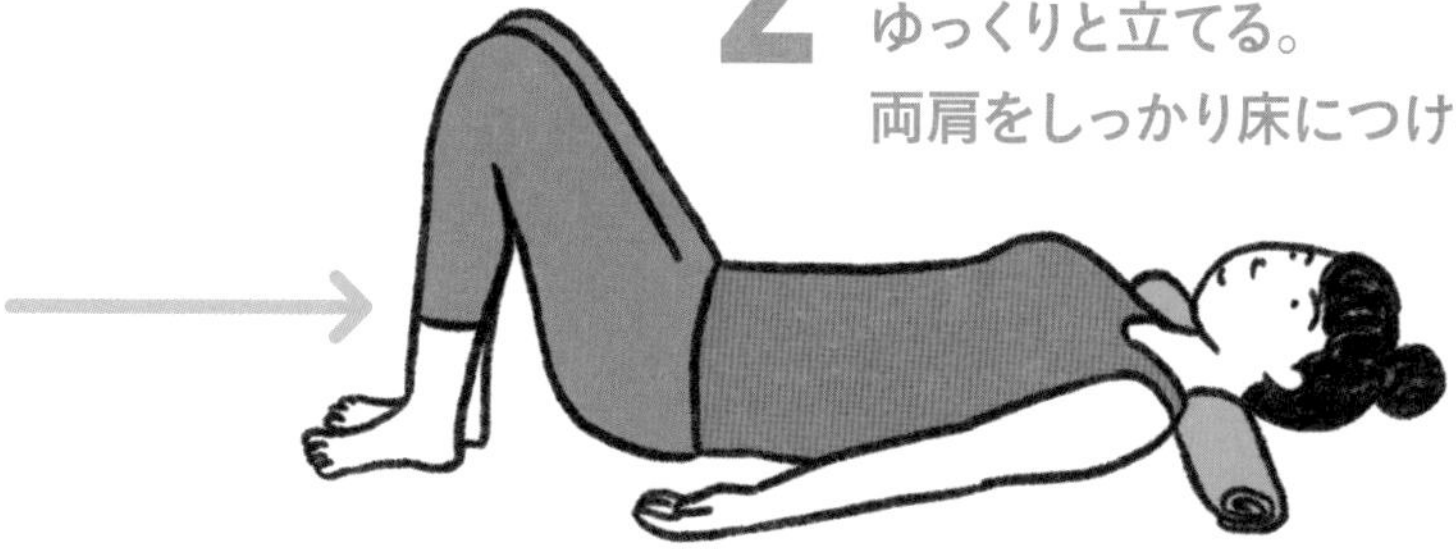

3 腰をゆっくりと持ち上げる。後頭部が床についたら、5～10秒キープ。後頭部をつけたままゆっくりと腰を床に下ろし、片脚ずつ伸ばす。

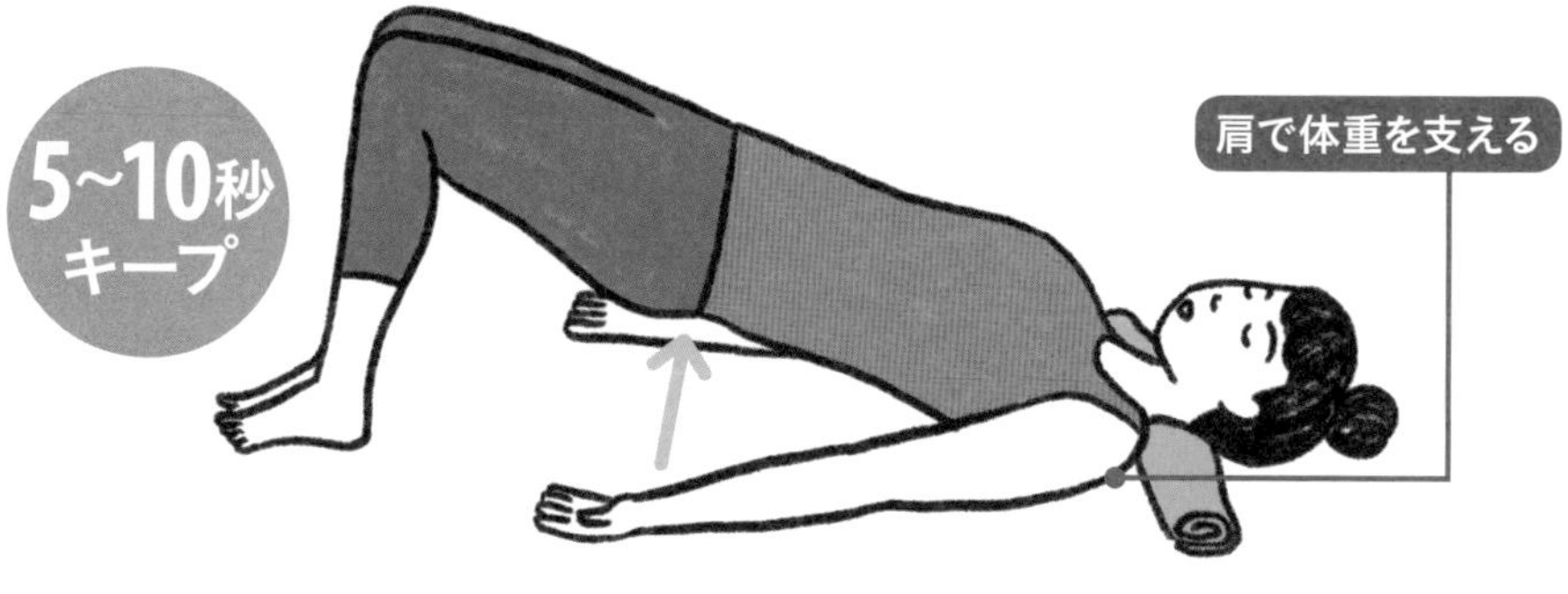

Q3 市販の枕ではダメですか?

A 首の曲線にフィットするなら市販品でもOKです

あお向けに寝たとき、首のカーブにピッタリと合うタイプなら、もちろん問題ありません。しかし、なかなか見つからないのが現状のようです。なぜなら次のような問題点があるからです。

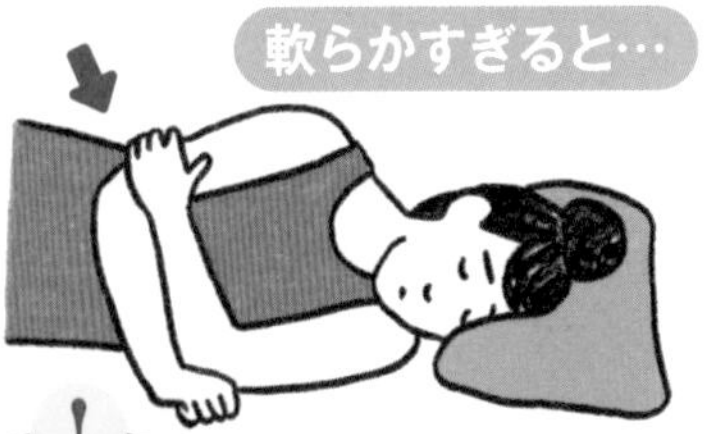

「横向き寝がラク」という人は背骨が曲がっている可能性があります…

寝返りを打って横向きになったとき、頭が適度に沈んで安定しているような感覚になってしまいます。そのため、夜通し横向き寝をしてしまい、骨格のゆがみや痛み、こりをまねく恐れがあります。

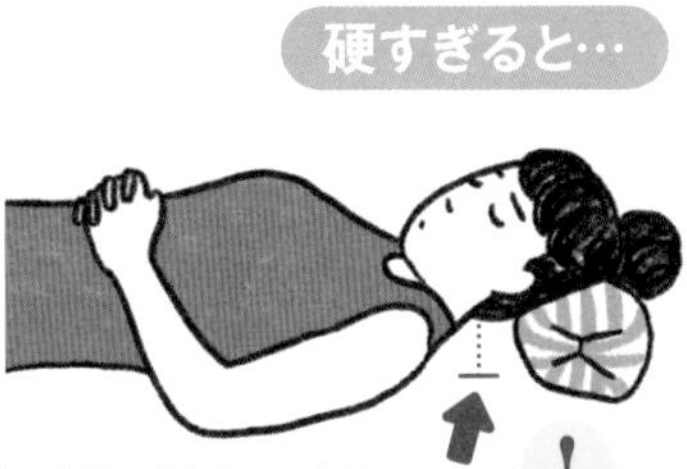

首の曲線に合わなかったり、当てる位置が悪いと首が倒れすぎて頸椎やその周囲の筋肉に負担がかかってしまいます。気道もふさいで呼吸が浅くなることも。

浮いているすき間があると、首の負担に!

Q4 痛み以外の不調もよくなりますか?

A 不眠や冷え性の改善、免疫力アップなどの声が多く聞かれます

骨格のゆがみは、痛みやこりだけではなく、神経や血管も圧迫します。そのため、「寝る整体」でゆがみが解消されることで、自律神経の働きがよくなったり、血の巡りがよくなることはよくあります。実践していただいた人たちからは「眠りが深くなった」「体がぽかぽかして冷え性が治った」「風邪をひきにくくなった」という声がよく聞かれています。

ここまでで紹介したのは、
「寝ているだけで全身の不調が消えていく」自己整体法です。
おそらく信じない人が大半でしょう。

しかし、すでにご紹介した通り、肩こりや首こりはもちろん、腰痛、股関節痛、ひざ痛、頭痛がきれいに消え失せたという声は、指導した私自身が驚くほど多く届いています。
つまり、それほどに「首のカーブ」は人体にとって重要であるということです。

寝れば寝るほど、体の痛みが消えてゆく。健康になってゆく――。
あなた自身の体で今日から、今から、体験してみてください。

柔道整復師　田中 宏

1日の「疲れ」、「ゆがみ」が勝手に解消する **寝る整体** 目次

序章

タオルを丸めた整体枕で朝まで寝るだけ！

第1章

「寝る整体」で痛み・こりがなくなる理由

本書は、２０１７年11月に弊社より刊行された『6万人の患者が改善！ 腰痛・肩こり・頭痛を解消 寝るだけ整体』を改題し、加筆・修正したものです。記述内容は、刊行時点（２０１７年11月）の情報に基づいたものとなります。

第1章

「寝る整体」で痛み・こりがなくなる理由

「寝るだけ」と聞くと、きっと簡単すぎて「本当に？」と思う人は少なくないでしょう。

そこで、解剖学、生理学、運動学、そして整体の理論を使って、「寝る整体」が痛みやこりを改善する、そのしくみを解説しましょう。

「思い立ったら即！」始められる、自己整体法

家にあるバスタオルを折って丸めて「整体枕」を作ったら、それを使ってあお向けに寝るだけの「寝る整体」は、誰でも即始められる手軽さがメリットです。しかも、誰でも毎日とる睡眠中に行うだけですから、続けやすい健康法であることも、おわかりでしょう。

子どもから高齢の人まで、そして男性・女性すべての人に有効です。

整体というと、ボキボキと骨を鳴らしながら行う痛そうな施術を連想するかもしれませんが、「寝る整体」はまったく違います。**体が自分から整おうとする力に任せているので、とても自然で、痛みも不快感もありません。**

このやさしさが、年齢や性別を選ばない第一の理由といってよいでしょう。

「そうはいっても、子どものうちから、『寝る整体』が必要?」と、疑問に感じる人もいるかもしれません。

私の答えはイエスです。

理由は簡単です。冒頭で述べた通り、程度の差はあれ、**私が見たところ、現代人のほとんどがストレートネックになっています。中高年はもちろん、子どもにも見られることが珍しくありません。**実際に、私の治療院には中学生・高校生が頻繁に訪れ、小学生が来ることさえあります。

私たち現代人の昼間の行動を考えてみると、車の運転やパソコンやスマホを操作したり、家事をしたり、あるいは読書をするなど、うつむく姿勢をとる作業に、長い時間を費やしています。手元に目線を集中させ、椅子に座っている時間が長いということです。

そのため、気がつかない間に、首を前方に突き出していたり、頭が下がり気味になっていることが多いため、首に負担をかけ、背骨のスタート位置である頸椎(首の骨)をゆがませています。

子どもも学校では長い時間、教科書とノートを使って勉強し、自由になる時間にはスマホやゲームに集中したりと、首に負担のかかる生活を送っています。

だからこそ、すべての世代に「寝る整体」がおすすめなのです。

序章で、**首の骨は曲線を描いているからこそ、ボウリングの玉と同じくらいある頭部の重みを分散させて支えることができ、背骨への負担を減らすことができる**とお話ししました。

首の曲線は、背骨が絶妙なバランスをとって健康な状態を守るための大切なしくみなのです。この首の曲線が損なわれるということは、まさに「骨格のゆがみ」です。

首がゆがんだぶん、無意識にバランスをとろうとして、背骨から骨盤、ひざの骨格にまでゆがみが生じます。

次ページの2つのイラストを見ていただければわかる通り、正常な骨格と比べて、ストレートネックの場合は猫背で腰の曲線も失われ、いかにも年寄りといった姿勢になっています。これが、見た目だけの問題ではなく、数々の健康問題をまねくのです。

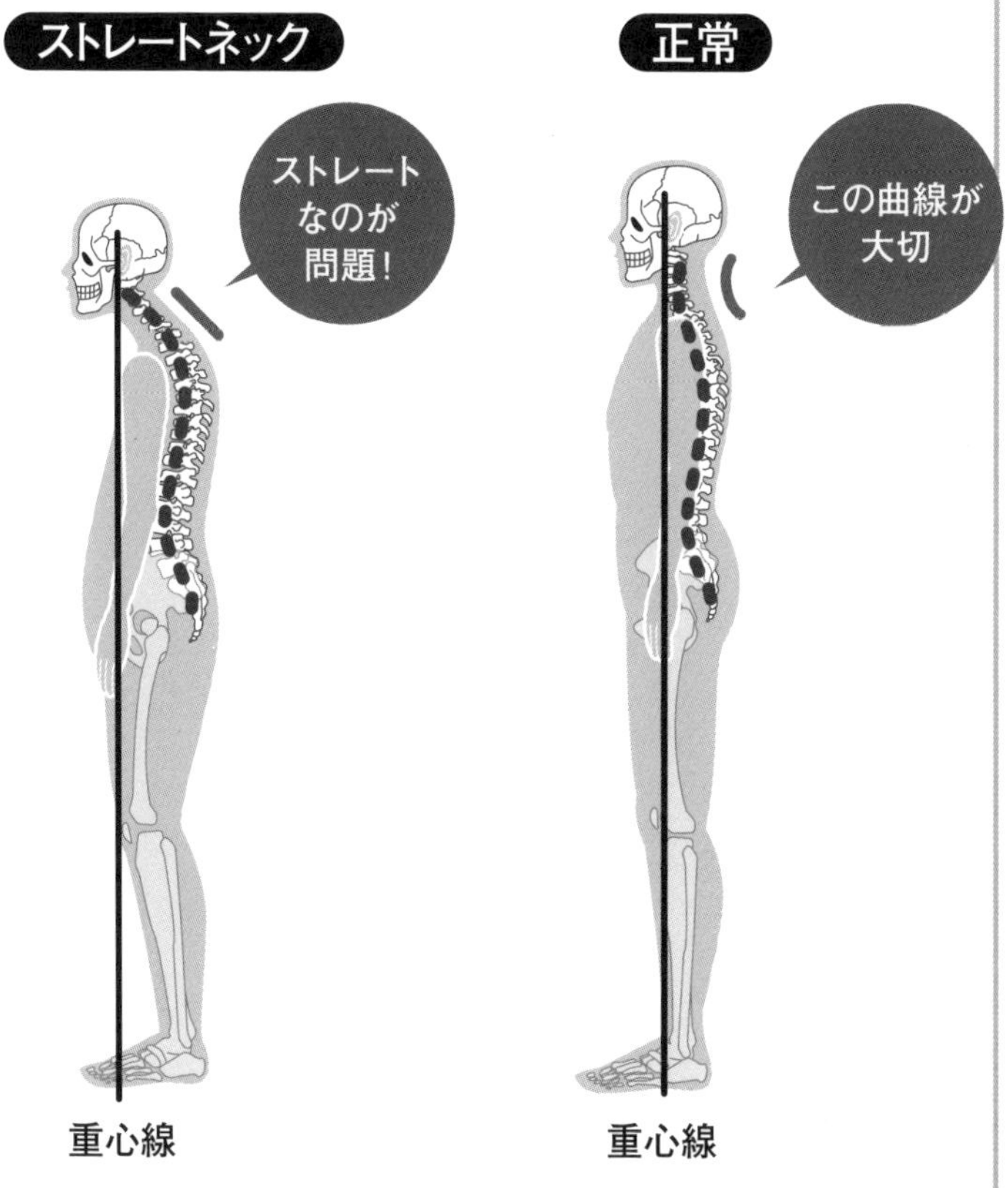
ストレートネック
正常
ストレートなのが問題!
この曲線が大切
重心線
重心線

首のクッション機能が失われ、頭の重さを首と肩の筋肉だけで支えている。そのため、首こり・肩こりをまねき、骨にも負担がかかり頸椎症に進むケースも多い。

首の曲線がクッションの役割を担っていて、ボウリングの玉と同じくらいの頭の重さを分散させながら、その負担をうまく吸収している。

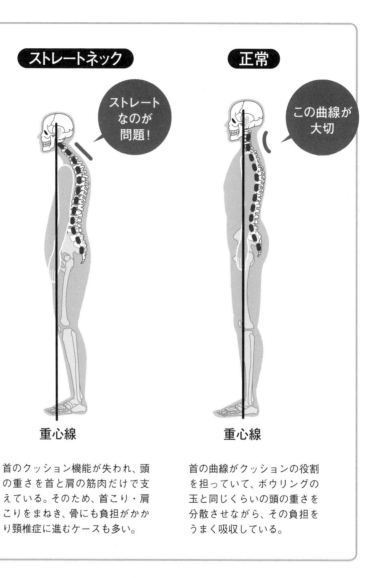

首、肩回りだけじゃない！
不眠、血圧の異常…全身に不調は広がる

首の曲線が失われて猫背の姿勢が定着し、さらに腰の曲線まで失われ、「体のゆがみ」が本格化したとき、私たちの体にはどのような不調が起こるのでしょうか。

- 頭の重さを支えるため、首の筋肉がこる、痛む
- 同じく、肩の筋肉がこる、痛む
- 首から頭部につながる筋肉のこりにより頭痛が起こる
- 頸動脈《けいどうみゃく》（首の動脈）の圧迫による血流不足で、目や脳の働きが鈍る
- 頸椎症や頸椎椎間板《けいついついかんばん》ヘルニアへと悪化。首や背中だけでなく、腕や手につながる神経が圧迫されることで、腕や手にも痛みやしびれが出る
- 自律神経の働きが乱れ、不眠症に。血圧などにも影響する

不快な症状があらわれるのは、首周辺だけではありません。全身の骨格に影響が出るため、次のような痛みや不快感が、体のあちこちに見られるようになります。

- 腰椎（腰の骨）の曲線がゆがみ、全身の体重が腰にかかって、こりや痛みをまねく
- 腰の椎間板ヘルニアへと悪化する
- 脊柱管狭窄症《せきちゅうかんきょうさくしょう》へと悪化する
- 骨盤のゆがみから股関節に負担がかかり、痛みをまねく
- 股関節のゆがみが坐骨神経痛へと悪化する。脚の痛みやしびれが起こる
- 骨盤のゆがみが、骨盤内の臓器《ぞうき》に影響し、便秘や婦人科系の不調をまねく
- 骨盤のゆがみに対してバランスをとろうとするため、ひざに負担がかかり、ひざ痛やO脚などをまねく

「首から骨盤」「骨盤から首」——ゆがみの影響は双方向に生じる

ここまで、首のゆがみがひざのゆがみにまでつながるとお話ししてきました。ですが逆もまた真なりで、**骨盤のゆがみが首まで影響してしまう**こともわかっています。

私たち現代人は、椅子などに座っている時間が長くなりがちですが、まっすぐ座り続けるのは、私たちの骨格上、かなり難しいことなのです。どうしても姿勢がくずれて、骨盤の角度などが内向きになったり外向きになったりします。

すると、そこから1本でつながった背骨が全体のバランスをとろうとするために、腰の部分、背中、首へと、「骨格のゆがみの連鎖」が生じやすくなるのです。

また、運動による負担やケガなどでひざを痛めると、それをかばって、やはり骨盤がゆがみます。この場合も、首までゆがみの影響があることはいうまでもありません。

骨格を正す姿勢で寝れば、ゆがみは矯正できる!

1つのゆがみが全身に伝わって、別の部分のゆがみをまねく――いかにゆがみが厄介で怖いものか、不安ばかりが大きくなっている読者もいるかもしれません。

しかし実際は、**骨自体の変形には至っていない骨格のゆがみなら、まだ十分に改善することができます**。なぜならゆがみは、そもそも姿勢の乱れから生まれ、少しずつ骨格に根づいたくせの状態です。毎日このくせを正す矯正《きょうせい》を行えば、ゆがみを改善できます。骨格のバランスがとれていれば、体の重みが1カ所に集中することもありません。そうなれば痛みやこりも起こらなくなります。

そのための、最適で安全な健康法が「寝る整体」です。昼間の悪い姿勢を夜中の間に正しく矯正し、骨格のゆがみを予防・改善してくれます。

では、そもそも正しい姿勢とはどのようなものでしょうか。
例えばあなたは、身長を測るとき、どうしているでしょうか。まっすぐな柱にかかと、肩、後頭部をつけ、胸を張ってまっすぐに立つということをした経験があると思います。**寝ながらにして、かかとと肩、後頭部が一直線に並ぶ、この姿勢をとるのが「寝る整体」**なのです。

本来なら、昼間の間もずっとこの姿勢を保って立ち、歩き、椅子に座っていられれば理想的です。この姿勢がキープできていれば、そもそも体にゆがみが生じることはないはずです。

寝る姿勢について質問すると、横向きで寝てしまうという人が多いのですが、これは猫背になるだけでなく、背骨を左右にもゆがめてしまう大きな原因の1つです。

それでも横向きで寝るのがラクだと感じる人は、すでに体にゆがみがあることが多いです。こういう人のなかには、「寝る整体」を実践しようと思って、まっすぐあお向けの姿勢をとったら、最初はなかなか寝つけなかったという人もいます。
また、枕が首に合っていなくて、頭がちょうどよく固定されていなかったために、あお向け寝ができなかった、こういった原因もあります。

そもそもあお向け寝を意識してやってこなかった、という人も少なくありません。

このように最初は少し慣れなかったという人もいましたが、「寝る整体」を始めてみたところ、すぐに慣れたという報告もよく聞かれます。

やってみたらピタッとはまって「こんなに気持ちがいいなら、もっと早く知っていればよかった」と言う人もいるほどです。

このように、あお向けで寝ることが「寝る整体」になるのは、なぜなのでしょうか。

「寝る整体」のポイントは「あお向け」「整体枕」「寝返り」の3つ！

46ページでも触れた通り、あお向けで寝るということは、まっすぐな柱、もっとわかりやすくいえば壁に、かかと、肩、後頭部をつけ、胸を張って立ったような姿勢を、寝ながら維持している状態にあります。

この姿勢を横から見ると、頭から足までの骨格が、本来あるべき理想的な曲線を描きます（41ページの「正常」の骨格イラスト参照）。また、正面から見た場合も左右のゆがみがなくまっすぐな状態に。

横向き寝では、骨格本来の曲線もキープできませんし、下になった側に体重がかかってしまい、体の左右のゆがみも引き起こします。

うつぶせ寝はどうでしょう。呼吸をするために顔が左右どちらかを向くため、首の

郵便はがき

105-0003

切手を
お貼りください

（受取人）
東京都港区西新橋2-23-1
3東洋海事ビル
(株)アスコム

寝る整体

読者　係

本書をお買いあげ頂き、誠にありがとうございました。お手数ですが、今後の出版の参考のため各項目にご記入のうえ、弊社までご返送ください。

お名前	男・女	才
ご住所　〒		
Tel	E-mail	
この本の満足度は何％ですか？		％

今後、著者や新刊に関する情報、新企画へのアンケート、セミナーのご案内などを郵送またはeメールにて送付させていただいてもよろしいでしょうか？
□はい　□いいえ

返送いただいた方の中から**抽選で3名**の方に
図書カード3000円分をプレゼントさせていただきます。

当選の発表はプレゼント商品の発送をもって代えさせていただきます。
※ご記入いただいた個人情報はプレゼントの発送以外に利用することはありません。
※本書へのご意見・ご感想およびその要旨に関しては、本書の広告などに文面を掲載させていただく場合がございます。

●本書へのご意見・ご感想をお聞かせください。

ご協力ありがとうございました。

骨がゆがみ、腰の骨の角度も不自然になるので、いい寝方とはいえません。

整体枕が重要なのは、**あお向けで寝ている間、首の曲線を支えることで、首にかかる負担を取り除き、本来の首の曲線を回復させる働きが期待できる**からです。そして、首の曲線がきちんと整うと、それより下の背骨から骨盤に至るまで、本来あるべき曲線を取り戻せます。

寝ながらにして、です。

首の曲線がキープされると、寝返りは打つものの、あお向けで寝ることがラクになるので、まっすぐ上を向いた寝姿勢を長時間続けられます。これも大きなポイントです。

「自然な寝返り」は、無意識の自己整体

よく「あお向けで入眠しても、寝ている間に寝返りを打ってしまうのですが、それはよいのでしょうか」という質問を受けます。

就寝中の寝返りはまったく気にする必要はありません。それどころか、**「寝る整体の姿勢から寝返りを打ち、再びあお向けになる」という繰り返しこそが、「寝る整体」の理想的なプロセスなのです。**

眠りに入る前の時間は体にあお向け姿勢を覚えさせる時間なので、横向きやうつぶせはしないほうがよいのですが、寝ている間の姿勢は体に決めさせてあげましょう。

体が寝返りを打つのは、自らゆがみを正して体の弱っている部分を修復するためといわれています。実際、寝返りをして体をひねることで、背骨のストレッチになっていることは明らか。十分背骨を緩めたら、自然にあお向け寝に戻るものです。

神経・血管も修復。頭痛や目の疲れ、内臓の不調も改善される

下の写真の女性は、姿勢のくせによる左右非対称のゆがみが見られました。「寝る整体」を指導したところ、積極的に実践してくれて、このように目に見えてゆがみが改善しました。この間、わずか1カ月だと記憶しています。

「寝る整体」によってゆがみが改善されれば、当然、首や肩のこり、腰痛、ひざ痛などの関節に関する悩みからも解放されることは、十分期待できます。

こういった**痛みやこり（筋肉のこわばり）がなくなることで、全身の筋肉や神経、さらに血管も、自然に**

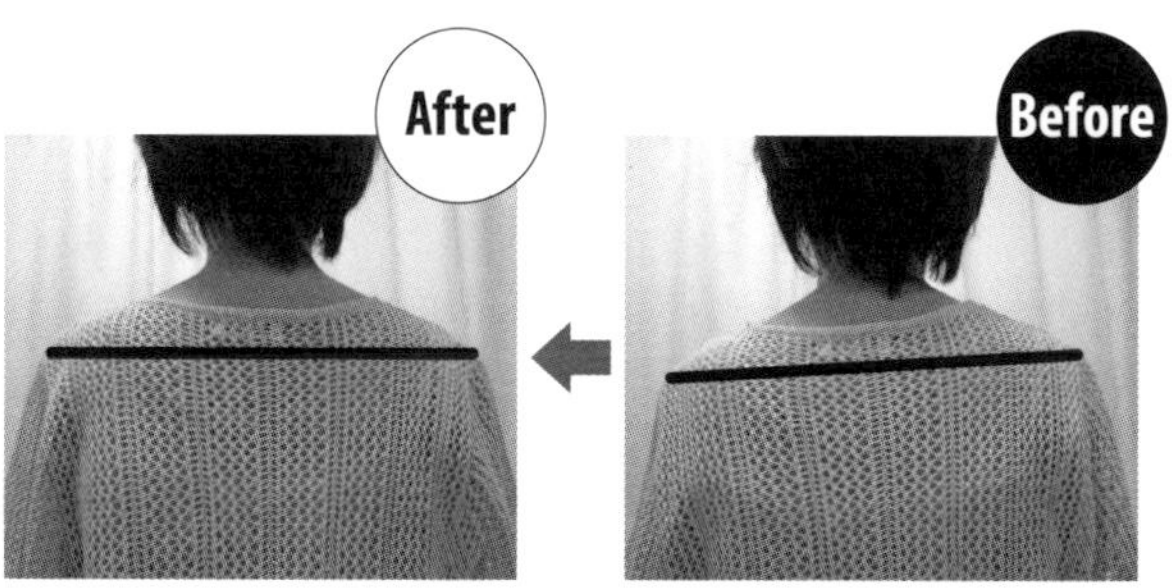

緩み、リラックスして、本来の状態を取り戻します。

つまり関節のゆがみが解消するということは、イコール骨格を支える筋肉の位置が正しく整えられることでもあるのです。

ここで神経と血管についても考えてみましょう。血管は、その周囲に神経がはりめぐらされていて、その指令によって収縮を繰り返し、血液を全身に送ります。つまり、動こうとしても、周囲の筋肉が緊張状態では、当然思いのままには動けません。

ですから、筋肉をリラックスさせることは、血流をスムーズにするために、とても重要なことなのです。

また、血管に「動け」という指令を与える神経もリラックスした状態にあることが大切です。神経――とくに、血管や内臓を私たちが意識しない間も正常に機能させている「自律神経」は重要です。興奮状態の「交感神経」とリラックス状態の「副交感神経」がバランスよく働くのが理想ですが、私たち現代人は交感神経が優位になりがち。だからこそ、リラックスが必要なのです。

夜中も灯《あか》りのもとで活動し、テレビやパソコンを観たり、体の痛みも含めストレスに耐えていたり、現代人はさまざまな刺激にさらされています。すると体と心の緊張が取れず、交感神経が優位になってしまうのです。

これが逆に副交感神経のほうが優位になれば、ゆがみや痛みがなくなるということ。

「寝る整体」は体が休まる睡眠法でもありますから、なおさら効果的といえます。

実際に、巻頭でもお伝えした通り、「寝る整体」を始めてから「睡眠が深くなった」「入眠がスムーズになった」「寝起きに疲れがすっきり取れている」という声は、とても多く届いています。

血流アップで臓器、筋肉の働きが格段によくなる

筋肉や自律神経がリラックスした副交感神経優位の状態にあれば、血管の運動はよりスムーズになります。これは、全身の細胞に新鮮な血液がいきわたるようになるということです。

痛んだ関節部分を支えて動かしている筋肉や、関節組織そのものの修復が進みやすくなることも考えられますし、あらゆる内臓器官、循環器官《じゅんかん》、消化器官や呼吸器官なども、その活性化が期待できます。

循環器官といいましたが、そもそも血流がスムーズなら血管や心臓にかかる負担が軽くなりますから、血管年齢が高い人、すでに何かしらのダメージがある人も、その改善や修復につながる可能性もあるでしょう。

ケガや体調不良、もっといってしまえば生活習慣病というと、薬や専門医の治療によって治してもらうものと思っていないでしょうか。もちろん、重症であったり、命の危機的な状況であれば、治療を受けることは必要です。

けれども、私たちの体には「自然治癒力《しぜんちゆりょく》」といって、自分で自分の体を治療する力が備わっています。さらに、病気の原因が体の中に侵入したとき（ウイルスなど）、あるいは体内で発生したときに（がん細胞など）、それを撃退してくれる力「免疫力」も持っています。

これらがきちんと機能していれば、私たちは日々、自分で自分の体のメンテナンスをし、健康な状態を維持できているはずなのです。

ところが、自律神経が乱れると、体はこれらの力が発揮できない状態に追い込まれてしまいます。いえ、自ら追い込んでいるといってもいいでしょう。

「寝る整体」は、そのような状況を改めるのに最適な方法といえます。

背骨に負担のない「あお向け」で寝ると免疫力が高まるワケ

私たちに備わる、病気に抵抗する力・免疫力は、血液の成分の1つである白血球によって支えられています。この白血球が作られる場所は背骨の中にある骨髄《こつずい》です。ですから、背骨に負担のない眠り方が重要で、その点から見ても「寝る整体」の寝姿勢は正解といえます。

また、先の通り、全身がリラックス状態になるので、深くよく眠れるようになるのも、「寝る整体」がたくさんのファンを持つ理由の1つ。途中で目が覚めなくなったという声もよく耳にします。

正しい姿勢で骨休めをし、眠りが深くなれば、白血球がしっかりと作られ、免疫力がアップします。免疫はウイルスを退治しますから、当然風邪もひきにくくなります。

下のグラフからも、睡眠の質と免疫力の関係性は明らかです。

これは、アメリカで行われた実験結果をあらわすもの。21〜55歳の米国人153人の鼻粘膜《ねんまく》にライノウイルス（風邪のウイルス）を付着させ、2週間で何人が発症するかを調査したものです。

睡眠の質が低い人（中途覚醒時間が睡眠時間の8％以上を占めた人）たちは、睡眠の質が高い人（中途覚醒時間が睡眠時間の2％以下の人）たちに比べて、風邪の発症危険率が5・5倍もあるということがわかりました。

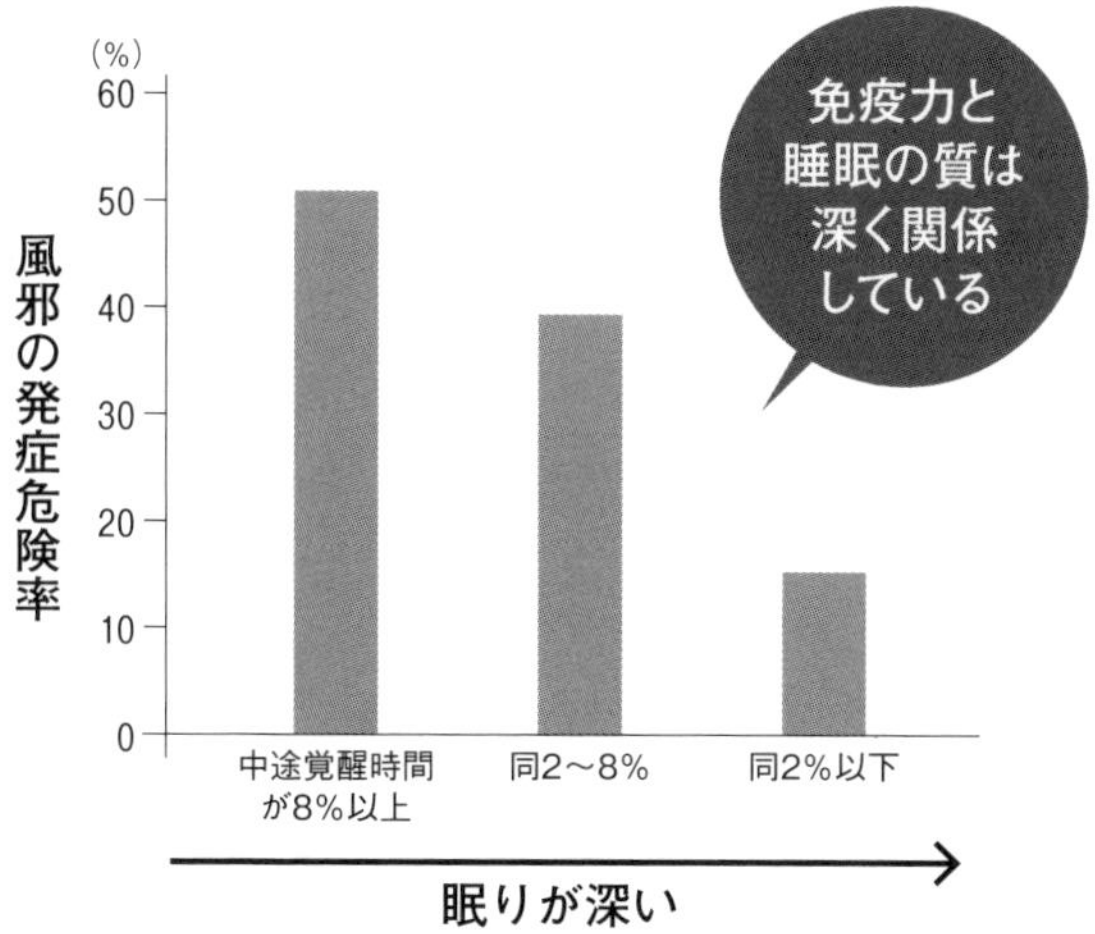

(%)
60
50
40
30
20
10
0
風邪の発症危険率
中途覚醒時間が8%以上
同2〜8%
同2%以下
眠りが深い
免疫力と睡眠の質は深く関係している

参考：Arch Intern Med. 2009 Jan 12;169(1):62-7

「いびきをかかなくなった！」の声が多数！睡眠時無呼吸症候群の改善で睡眠の質が向上する

「寝る整体」を実践すること、つまり正しい姿勢で眠ることで、自律神経のバランスが整い、免疫力が高まるとお話ししました。

もう一つ、あお向けの正しい寝姿勢が睡眠の質と免疫力を高める理由があります。それは**いびき、または睡眠時無呼吸症候群を防ぐ**からです。

かつていびきは、よく眠っている証しのように思われていましたが、実は呼吸が浅い状態であり、これが自律神経の働きを乱しているのです。また、その音が深い睡眠を妨げ、口で呼吸することによって免疫力が著しく弱まることも、わかってきました。

いびきが起こる主な原因は、のどの中にある空気の通り道「気道」が狭くなることにあります。この狭い通り道を空気が通ろうとするとき、空気の抵抗が大きくなり、のどの粘膜が振動して音が生じます。リコーダーやトランペットなどの管楽器が音を発するしくみと同じ。この振動音こそが、いびきの正体です。

では、気道が狭くなってしまう理由は何でしょうか。

電車などで寝ている人を見ると、体を起こした状態で椅子に座り、首を前に倒してウトウトしているような人で、いびきをかく人は少数。一方、頭が後方に倒れ、口を大きく開いている人に、いびきが多く見られるような気がしませんか。

あお向けであっても、**後頭部が後方に倒れ、口とのどが開いてしまうと、まず、病気の原因となる空気中の雑菌がダイレクトに体に入り込みます**。そして、舌の付け根といった組織がのどの奥に落ち込み、気道に詰まった状態になってしまうのです。下の根元なども筋肉でできていますが、睡眠中は緩んで、落ち込んでしまいます。

空気の通り道が狭くなるのですから、当然、呼吸は不十分、酸素が不足します。不足どころか、呼吸停止が繰り返されることも。これが睡眠時無呼吸症候群です。

そうして不足した酸素を補うために、呼吸数を増やすことになります。すると自律神経は交感神経が優位になり、心拍数も上がってしまうのです。体はもちろん、脳の自律神経をコントロールする部分は、一見寝ているようでも、断続的に覚醒。いえ、いびきというノイズのせいで、脳全体が休まりません。

ですから、**睡眠時無呼吸症候群の人は昼間に強い眠気や倦怠感があり、仕事などへの集中力も低下してしまいがち**です。

このいびき、睡眠時無呼吸症候群を防ぐのが「寝る整体」で、口やのどが大きく開くのを軽減してくれます。脳にとっても重要なポイントです。

睡眠中、ずっと整体を受け続ける状態にするのが「寝る整体」

紹介した「寝る整体」の健康効果を実感するためには、もう一つ大切なポイントがあります。それは、**1日6時間以上眠る**ということです。

これは、「寝る整体」を行う以前に、健康を維持するための最低限の睡眠時間といわれているからです。

自治医科大学が行った研究によると、睡眠時間が6時間未満の場合の男性と、7〜8時間の男性を比べたところ、6時間未満だと死亡率が約2・5倍になるそうです。

もちろん、本人が十分に眠れたと感じる睡眠を毎日とることが大切ですが、最低6時間は眠りたいものです。

そして、「寝る整体」を実践して眠れば、1日の3分の1以上の時間、整体を受けているようなもの。まさに、寝ている間に健康になれる健康法なのです。

第2章

「寝る整体」体験談

痛み、こりが消えた！

頭痛、めまいがなくなった！

私の整骨院にやって来た方々の多くが、「寝る整体」を実践し、これまでに痛みやこりを解消するだけでなく、頭痛やめまい、不眠症や胃の不調といった不快な症状までも改善するに至っています。ここでは、そんな皆さんの体験談を紹介します。やり方のコツや、守るべきポイント、ある程度はアレンジしてもいい部分など、参考になることでしょう。

42歳／女性／自営業

体のゆがみが正されて、肩こり・腰痛・冷え性が解消！うつうつとした気分も爽快に！

中学生のころから肩こりと腰痛、冷え性が顕著にあらわれるようになり、病院で検査をした結果、脊柱側弯症と診断されました。体が横にゆがんでしまう症状で、病院で治療を受けたり鍼《はり》を打ったりいろいろ行ったのですが、芳《かんば》しい結果が出なくて困っていました。

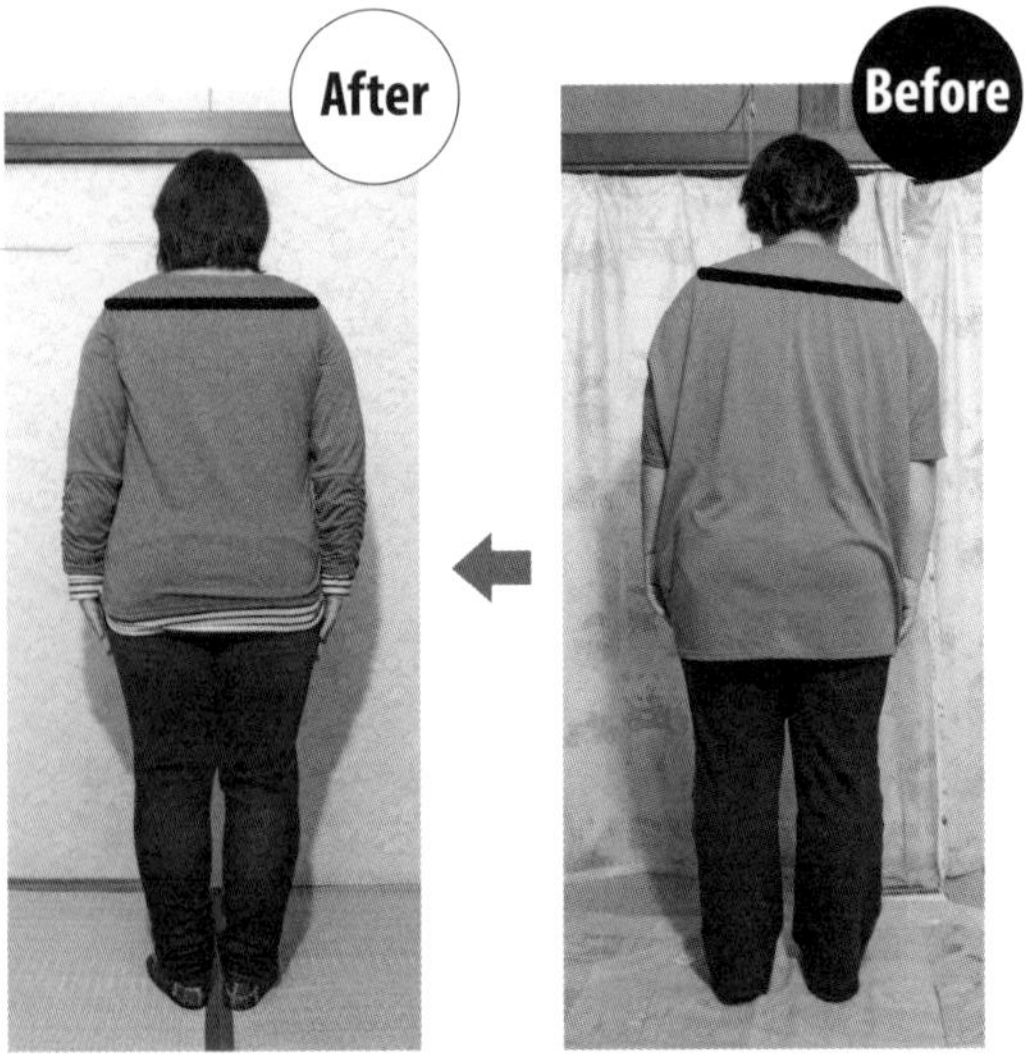

肩に何かがとり付いているような

重いだるさがいつもつきまとい、気分もなかなか晴れませんでした。体がゆがんでいるせいか、腰痛もひどく、歩くたびに痛むし、すぐに疲れてしまうので、長い距離を歩くのがとてもつらいのです。冷え性についても、いつも鳥肌がたつような感覚に襲《おそ》われることもあり、寝るときは靴下の2枚履きが欠かせませんでした。

「寝る整体」のことを知ったときは、寝るだけで痛みやこりが本当に治るのか、はっきりいって半信半疑でしたが、とにかく簡単にできるので、やってみることにしました。

やり始めて最初に気づいたのは、冷えを以前よりも感じなくなったことです。1カ月たったころには、靴下を履かなくてもぐっすり眠れるようになりました。

また、このころ親に「右肩が前よりも上がってきたね」といわれ、写真を撮ってもらったら、傾いていた体が、以前よりも少し左右まっすぐになっていました。

肩こりや腰痛もかなり軽くなり、重だるさや痛みを感じることも減っていきました。何より気分がよくなって、生きることが楽しく感じられます。

45歳／女性／飲食店店員

始めてひと月で首の痛み、しびれがなくなりました。神経の圧迫で動かしにくかった左手も改善！

私は、母と一緒に飲食店で働いています。長時間立ちっぱなしで動き回り、たくさんの料理を作りますから、首、肩、腰にはどうしても負担がかかってきます。夜中、仕事が終わるともうぐったり。体中が痛くて、私も母も眠れなくなってしまうことも。

10代のころ、ピアノを弾いていたのですが、いつも左手の薬指に力が入らなくて、後から、骨と骨の間の軟骨が変形した、ヘルニアの症状だったということを知りました。

社会人になってから就いた仕事ではずっとパソコンを使い、それも首の負担となってしまって、**本来あるべきS字型の首の曲線が失われ、ストレートネックどころか、逆S字型になっている**と医師から言われました。

数年前からは、半年に一度、いきなり首が痛くなり、首がこわばり固まって、しびれるような感覚もあって、動かせなくなってしまいました。

ところが1年半前から、こういった悩み・苦しみが軽減してきました。母が整体の専門家から教わってきた「寝る整体」を行うようになったのがきっかけです。

それまでは、立ちっぱなしで痛む腰をかばうつもりで横向きに寝ていたのですが、首の曲線にピタッとはまる枕をバスタオルで作り、寝つくまでの約30分はあお向けで寝てみました。**1カ月続けると、以前よりぐっすり眠っている感覚が得られ、しかも腰の痛みも軽くなってきました**。

首の変形自体がよくなったかは不明ですが、以前よりも手の指が動かしやすくなり、首の痛みも1回も起こっていないのです。「寝る整体」の効果はすごいですね！

40歳／女性／教材作家

ずっとムカムカしていた胃もスッキリ。長年のめまいも消え、手仕事に集中できるように！

「寝る整体」に出合ったおかげで、私は大切なことに気がつきました。それは、体のどこかが痛くなったとき、その部分的な痛みだけを取ろうとしても意味がなく、体が自分で自分を治そうとする力を身につける、痛みやこりなどが起こらない体をつくることがとても大切だということです。

かつて私は、肩が痛いから肩の治療、腰が痛いから腰の治療、めまいに悩んでは耳鼻科・婦人科と病院に通い、不快症状1つ1つとモグラ叩きのように向かいあっては、思うように改善しないことに疲れはて、自分の体にあきらめさえ感じていました。

「寝る整体」を実践し始めたのは、4カ月前のこと。実践といっても、試したことはただ、あお向けで寝るように意識したことだけです。

もちろん、それまではずっと横向き寝でした。それでは体がゆがむばかりと聞いて、**背中、とくに肩甲骨が布団にしっかりと触れていることを意識しながら眠るようにし**ました。

最初はちょっと慣れませんでしたが、しばらくするとあお向け寝が快適になり、自然にあお向けになっていて、しかも寝つきもスムーズになりました。

ここからの体の変化は早かったですね。まず、以前はちょっと手仕事をすると、すぐに肩がこって、座っていられなかったのが、座っていられるようになり、肩こり用のシップもいらなくなりました。日課だった子どもにやってもらう腰のマッサージも不要になり、前職の保育士を辞める原因でもあった**10年来のめまいも起きなくなった**のです。

めまいから解放されると、気持ちが本当に前向きになりました。15年ほど前から悩んでいたムカムカする胃の不調もなくなり、食事をおいしく食べられるようにもなりました。

44歳／女性／接客業

違和感があったあお向け寝に慣れたころから、20年以上悩まされた頭痛が解消しました

学生のころからですから、もう20年以上、頭痛に悩まされ薬に頼る生活を送ってきました。私の頭痛は、頭全体が痛むこともありますが、とくに首と頭の境目のあたりが割れそうに痛くなることがよくありました。

私は10代のころから、骨格自体に少しゆがみがある脊柱側弯症で、そのためか腰痛にも悩んできました。頭痛も側弯症の影響があるのかもしれないと思っていましたし、病院やリンパマッサージなどいろいろな方法に頼りましたが、治ることはなかったので、もう一生このままだとあきらめていたんです。

6年前、ゴッドハンドと評判の田中先生に出会い、施術を受けるようになりました。

痛い場所を触らないのに、体がスッとラクになるので心から感動し、アドバイスは何でも聞きました。

そのなかの1つが「寝る整体」。ただ最初は、ゆがみがある私に、あお向けでまっすぐ寝ろというのは無理があるのではと、少し疑問でした。

まずは首の曲線にピタッとはまる枕を自分で作り、10分でいいからあお向けの姿勢をとればいいと言われてやってみると、少しずつあお向けでいられる時間が長くなり、眠りに落ちると、以前のように途中で目が覚めることがなくなってきたのです。

すると、それまで姿勢が悪く首がまっすぐの状態だったのが、首の曲線ができてきました。姿勢もすごくよくなり、いくつになっても体は変えられるんだと驚きました。

ぎっくり腰も、そして一番の悩みだった頭痛も起こらなくなりました。会社の同《どう》僚《りょう》から「最近、薬飲んでないよね」と言われるようにもなり…客観的に見ても、元気になったことが伝わるようになったのだなと実感しました。

46歳／女性／事務職

睡眠薬を飲むほどの不眠、冷え性、片頭痛が一気になくなり、マラソンができるほど元気を取り戻しました

5年前、「寝る整体」に出合うまでは、今のように元気で前向きではありませんでした。眠っても疲れが取れないどころか、腰は重くだるくて、朝から片頭痛があり、起き上がるのが憂うつで。毎日、重い体と頭でなんとか会社に行きますが、デスクワークが始まると首や肩がこりでカチカチにかたまり、振り返ることもできない。つらい毎日でした。

そもそも15〜16年前には自律神経失調症になり、不眠の症状がひどくて、睡眠導入剤を飲まないと1日に1〜2時間くらいしか眠れなかった、という経験もあります。

治療がうまくいき、1年弱で克服できましたが、それでも眠ることには苦手意識が

ありました。

けれどもそれは、体の痛い部分をかばおうと横向きに寝ていたこと、そして首が安定する枕を使っていなかったことがよくなかったためだと、「寝る整体」に慣れたころにわかりました。首のカーブを支える枕を作って、さらに布団も薄めのものに寝るようにしたら、**あお向けで寝ることがラクになり、横向き寝が逆に苦しい**のです。

そして、**気持ちよく深い眠りにつけるようになると、首・肩・腰の痛みも軽くなっていき、いつも冷たかった手が、仕事中には汗ばむほど温かくなり、手放せなかった頭痛薬も必要なくなっていました**。

1年半前から運動をしたいという欲求が芽生え、ウォーキングから始まり、1年前からはランニングを始め、マラソンの大会にも出場。今、狭かった私の世界がどんどん広がっています。

77歳／男性／元会社員

動かせなかった首が回せるように！
繰り返していた口内炎もできなくなりました

私はそれまでも、首にいいと聞いた枕をいくつも試してきました。以前、腰の椎間板ヘルニアを患って手術を受けたとき、主治医から「生活に支障をきたさないため、先に腰を治療しますが、首はもっと悪い状態です」と言われるほど、首の状態に問題があったからです。どのような状態かといいますと、正面から真横を向くと首は約90度動くわけですが、私は30度が限界、しかも左右上下すべてがそうで、首を回すなんてことは痛くて、とてもできません。夜は夜で、どの枕で寝ても首のおさまりが悪くて、よく眠れませんでした。

ところが、**整体枕は、初めて試したときから「これは相性がいいな」と感じました。**それまで横向きでしか寝られなかったのに、あお向けで寝ること、つまり「寝る整体」ができるようになりました。**眠りが深くなり、夜中にトイレに起きても、またスッと寝られる**のです。

昼間の肩こりが少しずつラクになり、2～3カ月後、日課にしているラジオ体操の際に、**気がついたら首をぐるりと回す体操をしていました**。

しかも、前は1年間のうち3分の1くらいは、ずっと口内炎ができていたのですが、今はまったくできません。本当にありがたいです。口内炎は免疫力と関係が深いといいますから、私は免疫力が強くなっているのかもしれません。

相性はあるのでしょうが、枕一つでこんなに体が変わり、気持ちも明るくなるなんて思ってもみませんでした。

46歳／女性／会社員

高級オーダー枕でも治らなかった首こりと腰のはりが、整体枕で改善！

バスタオルを使って自分で作る、けっしてお金のかからない整体枕が、高価なオーダーメイド枕よりもいいなんて、今まで枕に使ったお金と探し続けた時間は何だったのかと思いました。それでも自分にピッタリの枕を手に入れたのですから、この幸運に感謝しないといけないですね。

私は子どものころから、背骨にゆがみがある脊柱側弯症で、首は本来あるべき曲線のないストレートネックです。

仕事はデスクワークが多く、長い時間椅子に座っているのですが、首がこりやすく、すぐに筋肉がパンパンにはってしまうことが悩みでした。

このパンパンの状態というのは、日によって違います。ですから、オーダーメイド枕などは、首の角度を測ったその日はピッタリでも、別の日になるともう首に合わなくなってしまうのです。

その点、整体枕は、毎日自分でピッタリと感じるように調整できるので、本当に使い勝手がよく、すばらしく快適です。

私は、引き出物か何かでもらった日本のブランドタオルで作っているのですが、毎日洗濯もできて清潔に保てるうえ、肌にもやさしいのでとても気に入っています。

この枕があれば、側弯症の私でも、あお向け寝、つまり「寝る整体」が自然にできて、眠りに落ちる瞬間も目が覚めるときも、まっすぐ上を向いた姿勢でいられます。

おかげで首がはることもなくなってきて、首と一緒にパンパンになっていた右手も、むくむことがなくなってきました。腰のだるさもなくなり、とても助かっています。

これからもずっと、「寝る整体」を続けていきたいです。

第3章

「寝る整体」で改善する症状とその解説

首から腰、ひざまで、骨格のゆがみを整える、「寝る整体」。

体の大黒柱ともいえる背骨が、本来あるべき形に戻ると、体全体によい影響があらわれます。

改善が期待できる不快症状と、その症状がどのようなしくみで改善していくのかを解説します。

腰痛

痛みが起こりにくい骨格になり血流が高まることで症状が改善

腰は私たちの体のちょうど中心にある、まさに体の〝要《かなめ》〟。この大切な場所に痛みが起こる原因をあげてみましょう。心当たりはないかチェックしてください。

❶姿勢の悪さ・同じ姿勢のまま長時間過ごす

椅子に座り続けたり、パソコン作業や家事で前かがみになったり、立ちっぱなしの姿勢を続けると、腰の骨を支える筋肉が固まって血行が悪くなり痛みが生じます。

❷筋肉の衰え

加齢のため、あるいは運動不足を放っておくと腰の筋力が衰えて、ますます腰の骨を支える筋肉の負担が大きくなります。ちなみに❶の姿勢の悪さとは、筋肉を正しく使っていないということですから、運動不足の極みといっていいでしょう。

⬇❶❷の対処法として、「寝る整体」で筋肉への血流を高めます。さらに正しい姿勢をくせづけすれば、比較的早く腰痛の改善につながるはずです。

❸過度の運動や動作

激しい運動をしたり、長い時間運動し続けたり、重いものを持ち続けたときも、腰の筋肉に負担をかけ腰痛が起こることがあります。

⬇要注意なのは、スポーツ選手のように毎日同じ筋肉が酷使されると、疲労がたまり続けて骨を支える力が弱まります。「寝る整体」で日々メンテナンスを。

❹骨の老化

骨粗しょう症で骨がもろくなり、圧迫骨折や背中が曲がり、腰痛が起こります。

⬇食事でカルシウムやビタミンKを十分にとることが大切ですが、「寝る整体」で、1日6時間以上深い睡眠をとることで、骨も含め体全体の老化を防ぐことも有効だといえます。

❺内臓などの病気

胃腸や肝臓、女性は子宮などに病気があると、腰痛が起こることがあります。

⬇医師の診察は欠かせませんが、「寝る整体」は体のゆがみにより内臓器官にかかる負担を取り除き、血流をよくするので、病気回復の一助になるはずです。

「寝る整体」は、ほぼすべての腰痛の原因ともいえる❶～❺の改善を行うので、以下のような腰の病気・症状すべての予防・改善に役立ちます。理由は簡単。「寝る整体」は骨格そのものを、痛みの起こりにくい健全な状態にするからです。

・ぎっくり腰（腰椎近くにある小さな関節の捻挫《ねんざ》によって起こる激痛）
・椎間板ヘルニア（骨と骨をつなぐ椎間板の亀裂《きれつ》から飛び出した組織が神経を圧迫）
・すべり症（縦に連なる脊椎《せきつい》が前後にずれ、神経を圧迫。しびれ、強い痛みが生じる）
・腰部変形性脊椎症（腰椎が変形し、トゲのように突出。神経を刺激する）
・脊柱管狭窄症《せきちゅうかんきょうさくしょう》（すべり症が進行し、背骨内の神経の通り道が狭くなり神経を圧迫）

変性した組織の修復にも、正しい姿勢を覚えさせ、血流を高めることが重要です。

肩こり　首の痛み

首から肩甲骨のゆがみを正し、筋肉の負荷を解消する

肩こりとは、具体的には筋肉が緊張している状態のことをいいます。筋肉は、ゴムのように伸びたり縮んだりすることで動くわけですが、緊張というのは、縮んで硬くなった状態のことです。

例えば、腹筋運動をするとおなかのあたりが引きつるように痛みますが、これが肩、正確にいえば首の付け根あたりで起こっているのが肩こりです。

ちなみに、「外国人には肩こりはない」という話を聞いたことのある人もいるかと思いますが、これは単に言葉の問題。外国語のほとんどは肩というと腕の付け根周辺のことをいうので、肩こりという言葉がピンとこないだけで、首の付け根周辺のあの痛みは、万国共通のものです。

肩こりが起こる原因について、よくいわれているのは次の3つです。

❶姿勢の悪さと運動不足

椅子に座りっぱなしで、目や手先を使う仕事や家事をすることが多い現代人。長時間同じ姿勢でいることによって、筋肉が過度に緊張状態のまま固まってしまうのです。さらに、運動不足になると、肩回りの筋肉を動かしてほぐす機会がなくなります。

❷ストレス

精神的なストレスがかかると、気がつかないうちに体全体に力が入ってしまいます。もちろん、首や肩も含まれ、筋肉が過度に緊張状態になってしまいます。

❸冷え性

冬の寒さだけでなく、夏場の冷房にも要注意。高い場所から冷たい風が首や肩を直撃するからです。寒さで肩回りの血流が悪くなると、筋肉の緊張状態はさらに悪化します。

私はこれらに、慢性的な肩こりの原因として、ゆがみを加えるべきだと思います。**慢性の肩こりの大多数は、頸椎（首の骨）や鎖骨《さこつ》、肩甲骨（肩を支える背中側の骨）のゆがみが原因で起きています**。

また、最近は、首がはり、痛むことを「首こり」と呼び、悩む患者さんも急増。これは頭と首のつなぎ目の痛みで、やはり首周辺のゆがみの影響でしょう。

もともと体重の10％前後を占める頭や、両肩にぶら下がる腕の重さを支えるため、首から肩にかけての筋肉には常に負担がかかっています。

例えば**頭の位置が5㎝前にずれると、それだけで2倍の重さがかかってくる**といわれているのです。

その状態で細かい作業やパソコンなどのデスクワークを長時間続けると、筋肉は深く重く疲労します。本来なら作業が終われば疲労も治まるものですが、頭や腕の重さを支える土台がゆがんでいるから、作業終了後も一晩寝ても疲労が取れません。

そこで、首の本来あるべき曲線を支える枕を使い、土台のゆがみを正す「寝る整体」が有効なのです。

頭痛　目の疲れ

頭部から肩にかけての緊張を取り頭部の神経や血管の負荷を解消

頭痛の原因はいくつかありますが、まずは脳外科で治療を行う必要のある脳腫瘍《のうしゅよう》などが原因である頭痛と、整体やカイロプラクティックなどの施術《せじゅつ》が効果を発揮する頭痛に分かれます。

痛みが強かったり、なかなか改善しなかったり、痛みが強まっていく感覚があれば、まずは脳の専門医、または病院内の頭痛外来を受診してください。

さて、次に「寝る整体」による改善が期待できる頭痛のタイプを紹介します。

脳の血管が拡《ひろ》がって痛む「片頭痛」、頭部を包む筋肉が緊張して痛む「緊張型頭痛」、起きたり止まったりを繰り返す「群発頭痛」の3つがあげられます。

片頭痛は、脳血管が急激に拡張して、その周囲にある三叉神経《さんさしんけい》（顔の感覚を脳に伝える神経。脳から出て目、上あご、下あごに向けて分かれている）を刺激、炎症物質が分泌されてさらに血管が拡張することで起こります。

血管の拡張は、光や音の強い刺激、女性ホルモンの変動のほか、寝不足や疲労など強いストレスから解放されたとき、急に血管がリラックスして拡がり起こることが多いようです。片頭痛は、脈打つように痛み、ときに吐き気も伴うのが特徴です。

一方、緊張型頭痛は、首や肩からつながっている頭部を包む筋肉が緊張することで起こります。筋肉の緊張で血流が悪くなった結果、筋肉内に老廃物《ろうはいぶつ》がたまり、頭部、とくに後頭部周囲の神経が刺激されて起こります。

うつ病が原因のケースもあるようですが、精神的・身体的ストレス、とくにパソコンやスマホの操作などで長時間同じ姿勢をとり続けている人に起こりやすいです。

群発頭痛は男性に多く、片方の目の奥が激しく痛むのが特徴です。原因は、まだはっきりしていませんが、片頭痛と近く、脳内血管の拡張にあるといわれています。

緊張型頭痛は姿勢や首のゆがみによって起こる肩こりと似ていて、「寝る整体」が有効であることはご理解いただけることでしょう。

また、「寝る整体」には、自律神経が整う効果があるので、自律神経がコントロールする血管の働きが整えられることが期待できます。ですから、血管の拡張・収縮の乱れで起こる片頭痛や群発頭痛の改善にも有効と考えて間違いないでしょう。

脳の血管は目の組織にもつながり、酸素や栄養を届けています。ですから、**血管トラブルは目にも悪影響を及ぼします**。眼精疲労のうちはまだいいですが、目の老化が進み器官が壊れたり、変性したりすると、自力での修復は難しくなります。

白内障や緑内障、黄斑変性症などの老化による病気をまねかないよう、「寝る整体」で首のこりを取り、血流をスムーズにすることで、予防に努めたいものです。

坐骨神経痛　股関節の痛み

首から背骨のバランスを取り戻し神経の圧迫解消＆血流アップで改善

読者のみなさんのなかに、こういった症状に悩んでいる人はいないでしょうか。

・お尻や腰、脚に鈍い痛みやツッパリ感がある
・動作や姿勢によって足がしびれてくる
・ずっと立っているのがつらい
・座っているのもつらい

これらが当てはまり、坐骨神経痛と診断された人は少なくないでしょう。坐骨神経痛とは病名というより、一種の症状名です。原因としては、**中年期までは腰椎椎間板ヘルニアが、高齢になると腰《よう》部《ぶ》脊《せき》柱《ちゅう》管《かん》狭《きょう》窄《さく》症《しょう》によるものが多いとされています。**

椎間板とは、ブロック状に積みあがっている背骨の1つ1つの間にあって、背骨を

つなぎ、クッションの役目をしています。その繊維の一部から中身が突出し、神経を圧迫する、これが腰で起こるのが腰椎椎間板ヘルニアです。

腰部脊柱管狭窄症は変形した椎間板と、背骨や椎間関節（背骨の背面側にある、尖《とが》った骨どうしの接続部分）から突出してしまった骨などにより、背骨にあるトンネル状の神経の通り道、脊柱管内の神経が圧迫されること。

ヘルニアも狭窄症の場合も、下半身とつながる坐骨神経が圧迫され、下半身に痛みやしびれを引き起こす、というのが一般的な発症のしくみとされています。

ただ、脚の付け根の痛み全部を坐骨神経痛と決め、股関節の治療だけを行っても改善は難しいでしょう。それは、たとえお尻側の痛みであっても、実は首や腰、ひざや足首だったりと、一見すると関係なさそうな場所に問題があったりするからです。なぜ、首や腰、ひざや足首が坐骨神経痛に関係しているのでしょうか。

それは、41ページの図解にもある通り、首の骨にゆがみがある人は、体全体の骨格がゆがんでいるからです。どこか一部が痛んだら、そこだけが悪いということはありません。例えば同じ坐骨神経痛でも、太ももの付け根の骨の前方と、後方（お尻側）の痛みは、同じ原因で起きているケースがよく見られます。それは、太ももの関節を支える筋肉のバランスが悪く、片方は強く関節に巻き付き、片方は緩んでいるから。筋肉が強く働く緊張状態の側は、神経が圧迫されて痛みが出ます。そして緩んでいるほうも筋肉組織が伸びて、質が悪化します。

このようなバランスの悪さを整えるには、体のどこかに負担が集中する骨格のゆがみから改善しなくてはいけません。

そこで、首、腰、ひざなどのゆがみもトータルに改善する「寝る整体」が、効果を発揮するのです。

また「寝る整体」により、股関節周辺の筋肉全体が緩み、血流がアップします。すると少しずつですが、神経を圧迫し痛みの原因となっている椎間板などが、改善することもあるのです。

ひざ痛

ひざに負荷をかける姿勢のくせを寝ている間に矯正する

姿勢が悪いと腰を痛める。このことは誰でも直感的に理解できるかと思うのですが、実は、**ひざ痛も腰痛に負けないくらい姿勢の影響を受けています**。

まず、立ち姿勢が悪ければ、体重が直接ひざにかかってきますから、いろいろなタイプの姿勢がさまざまにひざに影響します。いくつかあげてみましょう。

❶猫背の影響

骨盤が後ろに傾《かたむ》き、そのバランスをとろうとひざが前につき出て、常に少し折り曲がった状態に。そうなれば当然、筋肉はひざが曲がった状態を支え続け、また関節内の軟骨にも負担がかかった状態になります。

❷おなかをつき出した姿勢の影響

おなかが前方につき出されると、腰が反《そ》ってお尻が後ろに出てしまいます。すると、ひざは体の中心線より、後方に下がります。

そうなると、ひざも反った状態になり、ひざ周辺の筋肉を引っ張って伸ばしてしまいます。また、同時にひざの半月板にも負担を与えてしまうのです。

❸つま先を内側に向けて立つ姿勢の影響

ひざに影響を与えるのは、腰やおなかなど骨盤周辺の骨格の姿勢だけではありません。実は、足首や足先にも注意が必要です。つま先が内側

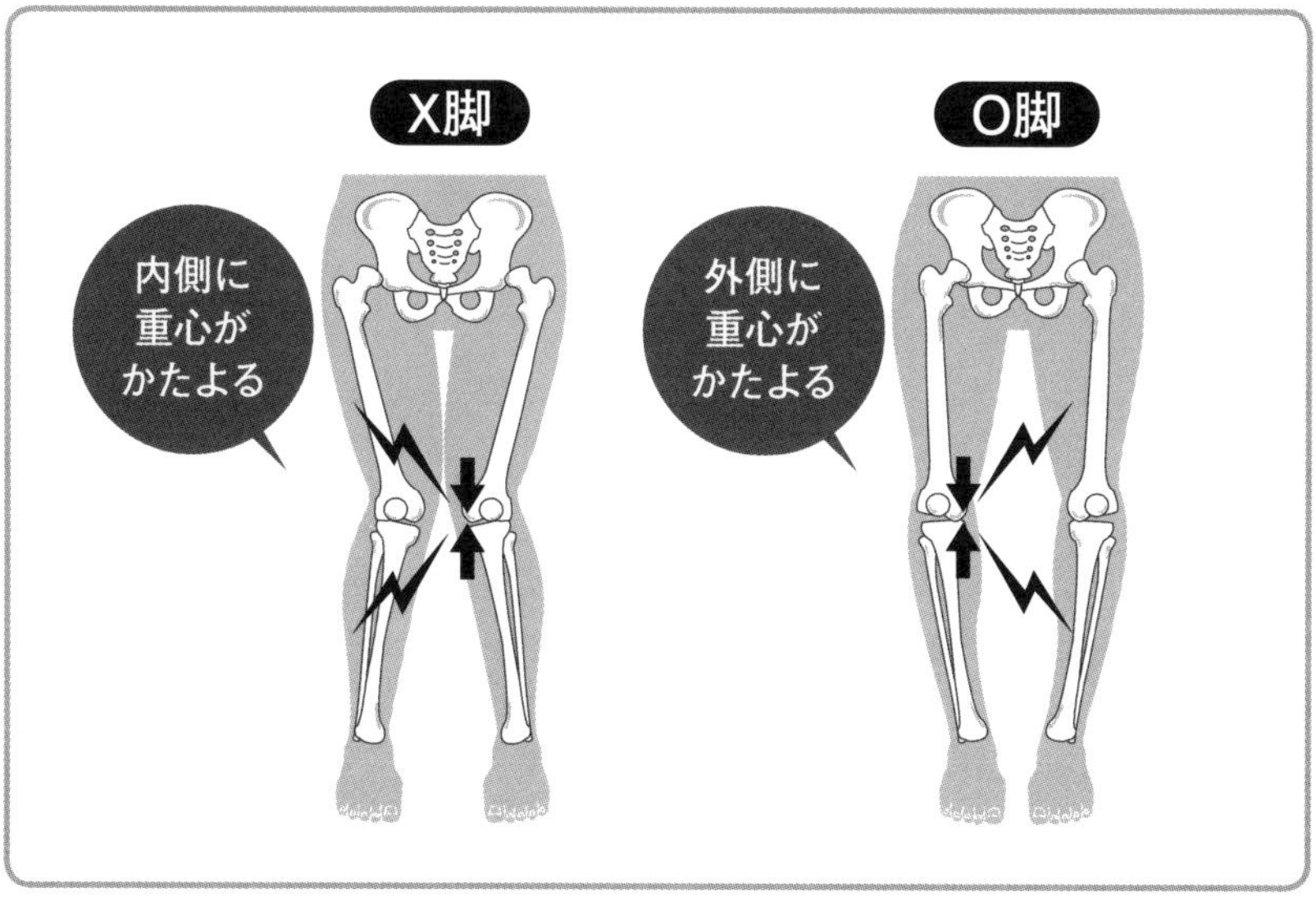

を向くと、ひざも内側に曲がりO脚になってしまいます。
するとひざの筋肉に負担がかかり、痛みの原因となっていきます。

❹つま先を外側に向けて立つ姿勢の影響

❸の逆で、内側に向いた足首と重心をとりあうため、ひざは外側を向きます。**X脚の状態になり、ひざの筋肉に負担をかけ、さらに腰も反った状態になります。**

❶❷の姿勢は、もちろん「寝る整体」で、寝ている間に正しい姿勢のくせをつけ、ひざの筋肉を十分に休息させることで、痛みの改善が見られるはずです。

また、❸❹も骨盤のゆがみが整えられますから、あとは昼間、つま先の方向をまっすぐにすることを意識すれば、痛みの改善につながるでしょう。

めまい

正常な頸椎に矯正することで自律神経のバランスを改善

めまいにもさまざまな原因があります。しかも原因を特定することが難しく、また原因が複合していることも少なくありません。実際に病院などで治療してもなかなか縁が切れず、悩んでいる人はかなり多いようです。

そういう人こそ、「寝る整体」を試す価値があります。

脳腫瘍など重篤《じゅうとく》なものを別にすると、**めまいの多くは、耳の中で体のバランス感覚を維持している三半規官《さんはんきかん》という器官のトラブルで起こります。**

内耳《ないじ》のリンパ液が増えてしまうメニエール病や、耳石《じせき》という耳の奥にある組織が三半規官に入り込む、といった病気もありますが、自律神経の乱れでも、三半規官のトラブルは起こります。

先に述べた通り、自律神経の乱れは、誰にでも起こりうることです。

自律神経の乱れは、ストレスや睡眠の質の低下でも起こります。そして、「寝る整体」によって睡眠の質がよくなることもすでにお伝えした通りです。

繰り返しになりますが、自律神経は活動を司る交感神経と休息を司る副交感神経の2つで成立していて、両方が交互に働くことで、私たちの健康は支えられています。自律神経失調症の人は、それら2つのバランスがくずれることにより、神経も内臓も正常に働かなくなっていきます。

そして、三半規管に血液が届きにくくなり、体のバランス感覚を維持する機能が低下したり、神経が誤作動を起こしやすくなったりします。その結果、目が回ってまっすぐに立っていられない、めまいという症状が起こるのです。

ですから、「寝る整体」で、深く質のよい睡眠をとることが有効と考えられます。

また、めまいの原因は、耳の中の組織だけではありません。実は**首も、めまいと深**

く関係しているのです。実際に、医学の世界でも、首の骨からきているめまいのことを「頸性《けいせい》めまい」と呼んでいて、その関連性が認められています。

さらにいうと、首の曲線が正常な人には、めまいはほとんど見られません。その一方で、めまいがある人の多くに、首こりやストレートネックが見られるのです。

首の骨・頸椎には大切な神経が通っていますし、心臓から脳や耳の組織に血液を送る重要な血管も首を通っています。ですから、首のゆがみが神経の働きを乱し、三半規官の健全な働きを妨げることも十分に想像できます。

「寝る整体」が、首のゆがみの改善に効果的であることは、ここまでにも何度かお話ししてきました。整体枕で首への負担をなくし、深く眠ることで副交感神経が優位になります。するとトラブルが生じた耳の中の組織も、スムーズな回復が期待できるのです。

胃の不調

姿勢改善で胃の負担を軽減＆自律神経が正常化して痛みを解消

内臓と一言で言っても、たくさんの種類がありますが、そのなかでも意識することが多いものといえば、胃が筆頭にあげられるのではないでしょうか。

私たちは1日に基本3回食事をしますが、お腹がすいたり、満腹になったり、消化が進んでいるかどうか感じながら過ごしています。そして、その調子の良し悪《あ》しで、体全体の具合を推しはかったりもしています。

さて、この胃の調子が悪くなるときは、どのようなときでしょうか。

もちろん食べすぎが続くと、働きが悪くなってくる感覚はあるでしょう。ですが、それ以外にも睡眠不足やストレスなどが原因で、食欲が急激になくなる、このような経験は誰にでもあると思います。

そう、何度も触れていますが、**自律神経は睡眠の質の低下とストレスに弱く、胃の働きをコントロールしている自律神経が乱れれば、胃も弱ってくるのです。**

胃の働きは、おもにリラックス状態を司る副交感神経が優位のときに活発になります。具体的にいいますと、胃酸の分泌がスムーズになって消化が進むのです。

ですから、しっかり睡眠をとって、副交感神経がきちんと優位になる体のくせをつくってあげたいものです。そのために、「寝る整体」で睡眠の質を高めるのはとても有効な方法なのです。

さらに、胃の不調の改善のためには、日常の姿勢にも目を向けるべきでしょう。

それは、**体にゆがみがあり腰痛などに悩む人のなかに、胃の不調に悩む人が多く、姿勢の悪さと胃腸のトラブルの関係性が見えてくるためです。**

例えば、**猫背の姿勢は、全身で内臓を内側に抱え込むような形になります。これによって胃は圧迫され、働きが悪くなります。**

胃の調子が悪いなら、姿勢を正すためにも「寝る整体」を実践したいところです。

しかし、そんな人ほど横向きの姿勢で寝てしまう傾向にあります。というのも、多くの人は、無意識に胃をかばうために、背中を丸めてしまうからです。それにより、さらに猫背を悪化させ、胃の不調を長引かせてしまうのです。

あお向けで寝ることがラクに感じられるように、就寝2時間前に、腹八分目の量の食事を済ませ、胃を軽くして「寝る整体」を行ってみてください。姿勢が矯正され、さらに眠りが深まって自律神経が整えば、胃の調子も回復することでしょう。

ストレートネック　手のしびれ

根本原因の首のゆがみを解消し神経の圧迫を取り除く

ぶつけたわけでもないのに手がしびれる、指先が痛む——「40代の女性に急に増えるリウマチではないかしら」「家事などの細かい作業をしていて腱鞘炎《けんしょうえん》にでもなったのでは」、そのように考えて病院に行ったものの原因がわからなかった、という話をしばしば耳にします。

このような場合、**原因は首にあることが少なくありません。**

というのも、手や指先を動かしている神経は首の骨（頸椎）から伸びているからです。実際、**首にゆがみがあると、この神経に触れたり圧迫したりして、手に痛みやしびれが起こることは、よく知られています。**

知られていても、まず病院での検査や診察は、手の骨に異常はないかというところから始まるので、多くの人は、核心にたどりつくまで時間がかかることも多いようです。

下の図解はデルマトームといい、それぞれの神経はどこの脊《せき》髄《ずい》から出て、どの体の部位、皮膚表面とつながっているかを示すものです。

図に示された英語の頭文字のアルファベットは、頸椎（首）を「C（Cervical）」、胸椎（胸）を「T（Thoracic）」、腰椎（腰）を「L（Lumbar）」、仙椎《せんつい》（骨盤）」を「S（Sacral）」であらわしています。

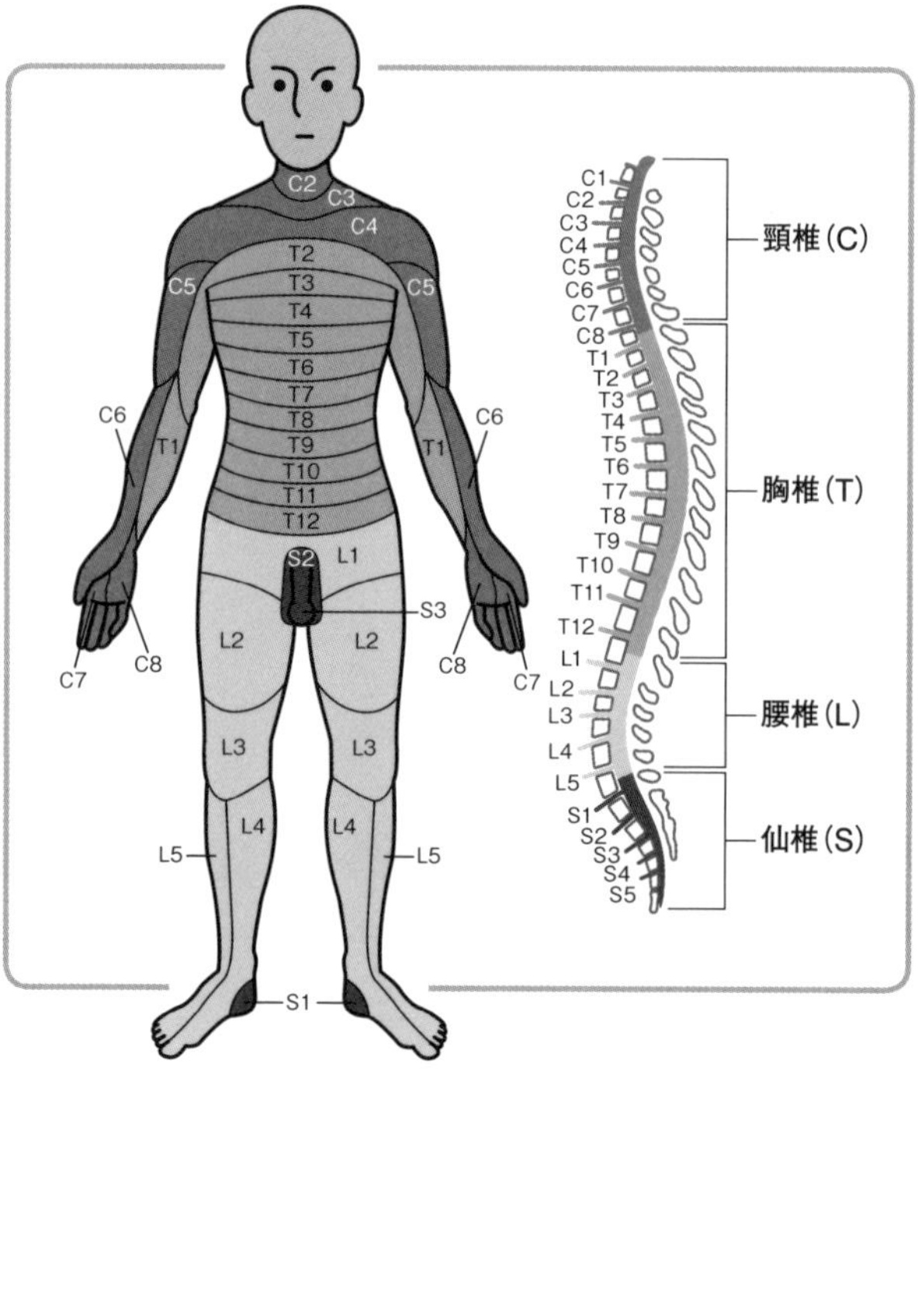

イラストでは腕から指先にかけて「C6」「C7」「C8」とありますが、これは、この部分にしびれがあらわれたら頸椎の骨の6、7、8番目の神経に問題がある可能性を示しています。

これは例えばストレートネック、つまり首が本来の曲線を描かずにまっすぐの状態になることで、手にしびれの症状が起こる場合があるということです。頸椎の骨の6、7、8番目から手に伸びている神経が圧迫され、そこからしびれが起こることもあるのです。

初期の段階のしびれをなくすには、ストレートネックを改善していくことが一番の早道。「寝る整体」で首の曲線を取り戻して、全身のゆがみの改善を目指しましょう。

最後に、簡単な自己チェック方法がありますので、紹介しておきましょう。

❶壁に背中をつけて立ち、姿勢を正す
❷あごを引いた状態で、後頭部が壁に触れるか確認する。その際、首の後ろに握りこぶしが入るかどうかも確認する

後頭部が壁に触れない場合、または意識して頭を後ろへ反らさないと触れないという場合は、ストレートネックの可能性が高いといえます。

生理痛
更年期障害

骨盤の位置を正常化すれば内臓を圧迫から解放&血流アップ

生理痛と更年期障害のほか、その他の婦人科にまつわる症状、さらに、骨盤の底で子宮や卵巣を支える骨盤底筋に関わる症状も、「寝る整体」で改善する可能性があります。

まず、主な症状をあげていきましょう。

❶生理不順
❷月経前症候群(PMS)
❸不妊症
❹頻尿・尿もれ
❺便秘

骨盤内にある内臓は、すべて骨盤のゆがみの影響を受けます。腸は骨盤内にあるため、骨盤にゆがみがあると圧迫されて、その働きが悪くなり、便秘の症状を引き起こします。婦人科系の症状は、子宮や卵巣に起こるもの。そして、子宮も卵巣も骨盤内にあります。もちろん婦人科での治療を受けることも大切ですが、**「寝る整体」で骨盤のゆがみを正すことも相乗効果となって、改善につながります**。

骨盤のゆがみは、日ごろの姿勢の悪さによって悪化します。姿勢の悪さは、筋肉の動きのバランスを乱します。そこで、骨盤などの骨格のゆがみも、なるべく悪化する前に、筋肉のバランスを整えることで改善します。

「寝る整体」で、筋肉と骨盤のゆがみが整えば、子宮や卵巣が圧迫から解放され、血流もスムーズになるので、不快症状も防ぐことになるでしょう。

骨盤の底には、骨盤内の内臓をハンモックのように支えている骨盤底筋という筋肉があります。この筋肉も圧迫から解放され、血液がしっかり流れて栄養を運んでくれれば、いつまでも若々しい状態が保てます。すると、骨盤底筋の老化によって起こる頻尿・尿もれの予防にもつながるわけです。

さらに、更年期障害や月経前症候群であらわれる症状には、眠気、不眠、頭痛、イライラ、憂うつ、不安、無気力があります。これらの症状を見ておわかりの通り、どれも自律神経の乱れが原因で起こるものが多いです。

「寝る整体」で、体中の筋肉をリラックスさせ副交感神経を優位にすると、自然治癒力が高まり、そうした症状の改善も期待できるのです。

冷え性　免疫力の低下

姿勢改善で筋肉と血管の圧迫がゼロに。血流＆体温アップで免疫力を高める

姿勢の悪さは、部分的に筋肉の過剰な緊張をつくります。また、体重がかかる部分にかたよりが出るので、部分的に負担が大きくなります。すると、その周りの骨や筋肉、血管、内臓を圧迫してしまうのです。

ここから、冷え性について解説をしていきますが、まず知っておいていただきたいことは、**体を温め、冷えを防ぐための体の装置は、筋肉と血管**だということです。筋肉は動くときに熱を発します。この熱が体温を上げてくれます。

また、血液は体温が高めの体の中心から、体温が低めの末端に流れていくのですが、これによって、末端を温める働きをしています。

ですから、筋肉と血管が圧迫され、動きが鈍くなることは、冷えをまねくのです。

とても単純なメカニズムですが――

姿勢の悪さ

⬇

筋肉や血管の圧迫

⬇

筋肉の働きが妨げられる

⬇

血管内の血液の流れが悪くなる

⬇

体温が上がらず冷える

これが、現代人に冷え性が多いことの大きな原因と考えていいでしょう。

筋肉が圧迫されること、つまり筋肉が緊張状態にあると、私たちの体の中で内臓や血管の働きをコントロールする自律神経のうち、興奮状態を司る交感神経が優位になります。緊張状態が長ければ、そのぶん交感神経優位の時間も長くなり、自律神経のバランスが乱れてしまいます。

すると、直接圧迫されている部分だけでなく、全身が交感神経優位になり、体全体の筋肉が緊張状態に。

血流は周囲の筋肉によって圧迫されますから、全身の血流が悪くなり、冷えは悪化してしまうのです。

さらに、現代人は運動不足の人が多いです。筋肉の量が少ないために、作ることのできる熱量も少ないという問題もあります。

私たちの体をあらゆる病気から守る免疫力は、冷え性によって低下します。

筋肉が緊張した交感神経優位の状態では、免疫力の源である白血球を作り出す力が低下し、さらに血流が悪いと、血液が白血球を体の隅々に送る力も低下します。

血液は体中の約37兆個の細胞に栄養と酸素を送り、代わりに老廃物を持ち帰ります。

そして体の中の異物を退治する白血球を運び、パトロールをさせています。

血流が悪化すると、体内の異物（ウイルスや細菌、がんの芽）を発見しても、それらから体を守る白血球の数が集まりにくくなり、発病しやすくなってしまうのです。

筋肉と血流を活性化させ、自律神経を整える、「寝る整体」がここでも活躍します。

歯のくいしばり

首、あご周辺の筋肉を緩めてくいしばりを防ぐ

あなたは歯のくいしばりについて、意識したことはあるでしょうか？

私たちが昼間使った体は、夜寝ている間に回復するのですが、睡眠中にさまざまな形で負担をかけてしまうケースもあります。口を開けていびきをかくことについては、58ページで解説した通りですが、歯をギュッとくいしばって眠ることも問題です。

まず、**歯のくいしばりがひどい人は、きちんと歯を磨いていても虫歯になりやすいといいます**。それは、歯と歯がお互いに強い力で押しあっているので、歯の表面のエナメル質にひびが入るからです。このひびに虫歯菌が入り込むので、菌を歯磨きでは除去しにくく、しかも菌は歯の奥の組織へと入り込むので、歯を痛めやすいのです。

また、歯の根っこにも大きな力がかかるので、歯茎の組織も痛めます。

くいしばりは、ほかにもいくつかの症状の原因になります。それどころか実は、体全体に悪影響を及ぼしているのです。

具体的には、頭痛、肩こり、めまい、腰痛などの症状です。

くいしばりをすると、頭や首につながるあごの筋肉を酷使します。すると、その緊張が頭の筋肉、首から肩につながる筋肉にまで伝わってしまい、首から肩のこりや緊張型頭痛を引き起こすのです。

首こりは6ページでもお話しした通り、めまいも引き起こします。そう考えると、原因不明といわれるめまいのなかには、くいしばりが原因で起こるものも一定数あると考えられるのです。

そして腰痛ですが、全身の骨はつながっていますし、筋肉もつながっています。ですから、あごのゆがみは、首、背中と伝わって、腰にまで影響していてもおかしくないのです。

実際にくいしばりがある人のなかに、肩、腰の不調を訴える人は少なくありません。

そもそも、歯のくいしばりはなぜ起こるのでしょうか。私たちは日常で話をしたり物を食べたりするなかで、少しずつあごにゆがみが生じていきます。そうすると、それが気になって無意識に歯をくいしばってしまうのです。

とくにストレスを抱えている人、例えば仕事が忙しかったり、スポーツ選手などのプレッシャーを感じている人に多く見られ、睡眠が浅い状態のときに、体が勝手に始める行為だといわれています。ということは、くいしばりをしている人は睡眠が浅くなりやすく、慢性的《まんせいてき》な睡眠不足につながります。すると自律神経のバランスも乱れ、血管や内臓などに不調があらわれる場合もあるのです。

「寝る整体」で使う「整体枕」は、首を本来あるべき形に整えるのですが、これが首やあご周辺の筋肉を緩めるので、くいしばりを防ぐ効果も期待できます。

そして深い睡眠に誘ってくれるので、体や脳はしっかり休息でき、昼間のストレスに対しても耐性が整うはず。歯科医に相談し歯を守るマウスピースを着用することも大切ですが、首に合った枕で寝る「寝る整体」もきっと役に立つことでしょう。

第4章

もっと知りたい！

「寝る整体」Q&A

この本をここまでお読みになって、もうすでに「寝る整体」を試している人も、たくさんいることでしょう。

ただ、始めてみると、「これでいいのかな？」という疑問もわいてくるかもしれません。

そんな疑問にお答えします。

Q1
A

なかなか寝つけません！　どうしたらいいでしょうか？

「寝る整体」はあお向けで寝ることがポイントになりますが、慣れていないと最初は違和感があるかもしれません。10分はあお向けを意識し、そのあとは眠りやすい姿勢になって寝てみてください。そして毎晩少しずつあお向けの時間を伸ばしてみてください。

また満腹の状態で寝ると、あお向けを苦しく感じることがあるので、眠る2時間前には食事を済ませ、寝るときの服装は、ゴムの締めつけの緩いものを選んでください。

Q2
A

効果はいつぐらいからあらわれますか？

早い人だと、「寝る整体」のあお向け寝に慣れてから2週間後には、首や肩が軽くなったといった効果を感じ始めるようです。時間がかかっても、1カ月後には何かしら変化があると思うので、続けてみてください。

Q3

寝返りは打ってもいいのでしょうか？

A

もちろん打ってもかまいません。むしろ、寝返りは体がリラックスして体中の筋肉や関節を緩めるために行っているものですので、無理に止めてしまっては、整体効果を得られなくなってしまいます。寝返りのことを意識せず、眠ってください。

Q4 横向きに寝るのはよくないのでしょうか？

A 寝返りを打って横向きになるのは体が求める自然なことなので、悪いことではありません。ただ、長い時間横向きのまま寝ていると、ゆがみを修正することができません。そして、さらにゆがみを悪化させることもあるので、注意しましょう。

Q5 寝違えたり頭や腰などが痛くなったりした場合は、どうすればいいでしょうか？

A 首の寝違えは、簡単にいってしまいますと、無理な姿勢をとることで筋肉に負担をかけるため起こる、首の筋肉痛のようなものです。

「寝る整体」のあお向け寝は、首や腰に負担をかけないものですし、首からつながる筋肉の緊張による頭痛も寝不足による頭痛も改善が期待できます。ただ、最初のうちは慣れないため、無意識に体が緊張して、これらの痛みが起こっているのかもしれません。10分あお向けに寝たら、もともとの眠りやすい姿勢になる、ということを毎晩繰り返し、少しずつ慣れるのがいいでしょう。

Q6
枕はなぜ長いほうがいいの？

A

左右に寝返りを打っても、首と頭が枕から落ちないようにするため、整体枕は長めに作ります。枕から頭と首が落ちてしまうと、そのまま枕のない状態で、しかも横向き寝で一晩を過ごすことになりかねません。これは首への負担になります。

Q7
市販の枕でおすすめはどれ？

A

「寝る整体」の重要なポイントの一つが、本来あるべき首の曲線をサポートしてくれる、正しい枕を使うことです。低反発の枕など人気で評価の高いものがあり、それが最も快適に眠れるということであれば使ってもかまいませんが、やはりバスタオルで作る整体枕が、「寝る整体」には最適です。

Q8
やってはいけない人はどんな人？

A

「寝る整体」は安全で効果的な健康法なので、老若男女すべての人の健康増進に役立つものです。ただし、頭部や首、腰にケガがあって治療の最中であったり、頭部や腰以外でも、腹部や脚などの手術を受け、主治医から寝姿勢に関して指示を受けている人は、主治医に相談してから行いましょう。

また、首などに骨そのものの変形などがある場合、「寝る整体」が刺激となってしまうことがまれにあります。痛みなどの強い違和感があったらすぐにやめてください。

Q9

病院にかかっていますが、やってもOK？

A

基本的に「寝る整体」は病気の治療を邪魔するものではありません。むしろ、姿勢や骨格だけでなく、自律神経の働きを整えるので、高血圧や高血糖などの生活習慣病や婦人科の症状改善の後押しが期待できます。もし、睡眠に関する指導を受けている場合は、主治医に相談してから行ってください。

Q10

ゆがみが治ったか確認したいのですが、方法は？

A

睡眠が深くなり、痛みも少しずつ改善していれば、それは改善してきている1つの目安です。壁に背中をつけてまっすぐに立ち、あごを少し引く姿勢をとってみてください。後頭部と肩、かかとが壁についたら、骨格のゆがみのない理想的な姿勢で立っていることになります。

Q11

夜だけではなく、昼寝のときも「寝る整体」を行ってもいいでしょうか？

A

ぜひ、積極的に行ってください。昼間は、仕事や家事をしたり、テレビを見たりしている間に、つい猫背などの悪い姿勢をとりがちです。この悪い姿勢による骨格のゆがみのくせを、昼間の数分でも正すと、夜の間の「寝る整体」の効果は飛躍的に高まります。

ただし、昼寝は睡眠不足の場合を除いては30分以内がおすすめ。「寝る整体」をやるやらないにかかわらず、それ以上眠ると、睡眠のリズムが狂ってしまうからです。

Q12 **日中、注意することは？**

A 私たち人間の体は、座った姿勢を続けていると猫背になりやすい構造になっています。長時間、座り姿勢が続くと骨格に悪い姿勢をくせづけしてしまうので、避けましょう。1時間おきに、5分程度体を伸ばしたり腰を回したりして、筋肉を緩ませましょう。また、立ったり歩いたりすることが多い人は靴に注意を。高いヒールもよくありませんが、ペタンコ靴も骨盤のゆがみをまねく反りひざになりやすいのです。靴はできる範囲でいいので、かかと1～2㎝の高さのものを選びたいものです。

おわりに

最後までお読みいただき、ありがとうございました。

本書は、私が２０１７年に上梓した『６万人の患者が改善！　腰痛・肩こり・頭痛を解消　寝るだけ整体』のリニューアル版です。

元の本よりも判型をより大きく、絵本のように楽しみながら理解していただけるよう、まとめなおしました。

人体の骨格において、いかに首のカーブが重要であるか。それを取り戻すために、安全に自分で実践できる方法をわかりやすくお伝えできたとしたら、幸甚です。

元本を出してから6年が経ちましたが、その間に、重要な首のカーブに不具合がある人はますます増えてきていることを、日々、ひしひしと感じています。

冒頭でも触れた通り、ストレートネックは別名「スマホ首」と呼ばれていますから、スマートフォンの利用率、利用時間が驚くほどのスピードで増大していることは無関係ではないでしょう。

２０１９年から始まった、コロナ禍での運動不足なども関係しているのかもしれません。

首の不具合は、全身の不具合をまねきます。

そして、その逆もしかりです。

首を整えれば、全身が整っていく。

そのことを、本書を通じてぜひ、実感、実践してほしいと、骨格をみる専門家として強く願っています。

本書が、一人でも多くの方の体のつらさを軽減する一助となれば幸いです。

２０２３年5月

田中　宏

[著者プロフィール]

田中 宏（たなか・ひろし）

柔道整復師、天竺整骨院院長。日本柔道整復専門学校在学中より、病院、整骨院、整体院勤務を経て、2009年に、天竺整骨院を開院。カイロプラクティックや整体などさまざまな治療法を研究し、独自の整体技術「ドミノスポット療法」を構築する。その中で、身体の不調の多くが首の骨のゆがみ＝ストレートネックが原因だとつきとめる。首のゆがみを矯正する「整体枕」など、簡単で効果的なセルフケアも考案。これまでにプロスポーツ選手や芸能人も含め、延べ８万人の治療に成果を上げている。

1日の「疲れ」、「ゆがみ」が勝手に解消する
寝る整体

発行日　2023年5月29日　第1刷

著者　田中 宏

本書プロジェクトチーム
編集統括　柿内尚文
編集担当　栗田亘、福田麻衣
デザイン　轡田昭彦＋坪井朋子
編集協力　木村直子、小林佑実
イラスト　武者小路晶子
図版　ガリマツ
校正　柳元順子

営業統括　丸山敏生
営業推進　増尾友裕、綱脇愛、桐山敦子、相澤いづみ、寺内未来子
販売促進　池田孝一郎、石井耕平、熊切絵理、菊山清佳、山口瑞穂、吉村寿美子、矢橋寛子、遠藤真知子、森田真紀、氏家和佳子
プロモーション　山田美恵、山口朋枝
講演・マネジメント事業　斎藤和佳、志水公美

編集　小林英史、村上芳子、大住兼正、菊地貴広、山田吉之、大西志帆
メディア開発　池田剛、中山景、中村悟志、長野太介、入江翔子
管理部　中村宏之、早坂裕子、生越こずえ、本間美咲、金井昭彦
マネジメント　坂下毅
発行人　高橋克佳

発行所　株式会社アスコム
〒105-0003
東京都港区西新橋2-23-1　3東洋海事ビル
編集局　TEL：03-5425-6627
営業局　TEL：03-5425-6626　FAX：03-5425-6770

印刷・製本　株式会社光邦

Printed in Japan ISBN 978-4-7762-1273-7

本書は、2017年11月に弊社より刊行された『6万人の患者が改善！ 腰痛・肩こり・頭痛を解消　寝るだけ整体』を改題し、加筆・修正したものです。

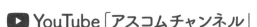